看護師特定行為区分別科目研修テキスト

呼吸器
（長期呼吸療法に係るもの）関連

制作：一般社団法人地域医療機能推進学会（JCHS）
監修：独立行政法人地域医療機能推進機構（JCHO）

MCメディカ出版

巻 頭 言

　独立行政法人地域医療機能推進機構（Japan Community Health care Organization：JCHO）（以下、JCHO）は、公的病院グループとして初めて、特定行為13行為10区分において、平成29年3月29日付けで厚生労働大臣が指定する研修機関に指定された。

　JCHOでは特定の看護分野において、高度な専門知識・技術を習得し、熟練した看護を提供すると同時に、看護職者のケア技術の向上に寄与することのできる優れた看護実践をもって地域医療、地域包括ケアに貢献できる看護師を育成することとした。
　今後、2025年に向けて、特定行為研修を修了した看護師は、急性期医療や慢性期医療、在宅医療等の各々の場での活躍が期待されており、こうした看護師を養成していくため、指定研修機関及び実習を行う協力施設の確保並びに受講者の確保について、計画的に取組を進めることが期待されている。
　そして、医療計画作成指針の見直しが行われ、特定行為研修についても、地域の実情を踏まえ、看護師が特定行為研修を地域で受講できるよう、指定研修機関および実習を行う協力施設の確保等の研修体制の整備に向けた計画について、実効性のある計画立案が求められている[1)]。

　本書は、JCHOが実施する10の特定行為区分の学ぶべき事項を基に、学習内容を構成している。臨床現場で働く看護職にとって、実践的な知識をより深く理解できるように、各章にPOINTを示した。また、多くの図表やイラスト、画像を掲載し、臨床推論を活用して治療計画を推考できる演習事例も提示することで、特定行為研修における講義・演習・実習などにおいて幅広く活用できる内容とした。
　JCHOの指導者の多大な協力のもと、ご執筆・ご助言いただいたことは、本研修が看護職だけでは成立しない点において、職種を超えた最初の共同作業として研修の在り方への理解を深める観点からも大変意義深く、テキストという形に実を結べたことは喜ばしい限りである。
　これから特定行為研修を受講する多くの看護師の方々には、これまでの看護実践経

験を基盤に、その人らしい生活を送ることを望む患者の意思決定を支え、住み慣れた地域で安心して暮らしていくために必要な看護を実践するための、より高度な実践能力を身につけることを目指してほしい。

患者の一番近くでそばに寄り添うことができる看護師だからこそ、生活者の視点で病状の変化を観察すること、そして経過や現状のアセスメントをより深く行い、迅速かつ適切なタイミングで特定行為を看護として実施することを目標として、研修に取り組んで頂きたい。そして、本書が、患者のQOLの維持と向上に貢献するための知識と技術の習得の一助となれば幸いである。

本書が、患者・住民のニーズの多様化に即応し、さらに多様で幅広い活躍ができるよう、各看護師が将来展望を描くための拠りどころとなり、スキル向上とキャリア形成のための基盤として活用されることを願ってやまない。

JCHO における特定行為研修

JCHOは、地域医療・地域包括ケアの要として超高齢社会における地域住民の多様なニーズに応え、地域住民の生活を支えることを最大の使命としている。昨今の著しい医療の高度化・専門化に加え、疾病構造や地域社会が変容する中、急激に進む高齢化により地域住民のヘルスケアは多様化し、これまで以上に高い資質を備えた看護専門職者が強く求められている。

JCHOの57の病院は、全国のネットワークとして、高度急性期を担う大規模病院から一般急性期、回復、慢性期を担う中小規模病院および介護老人保健施設、訪問看護ステーション、居宅介護支援事業所など複合的な機能を持つ病院等、多種多様な施設を有している。このようにJCHOは、多機能で、かつ高齢者ケアにおける高いポテンシャルを持っている。これらを強みとし、本研修制度を積極的に活用することで、地域医療・地域包括ケアの要となる看護人材を育成し、地域住民の多様なニーズと期待に応え、時代が求める地域包括ケアの推進に看護の力で貢献する方向を見出している。

JCHOは一般病床に加えて、回復期・慢性期の病床、介護老人保健施設、訪問看護ステーションを有しているため、患者の多様なニーズに応えるためには在宅への早

図. JCHO 特定行為研修の概要

表. JCHO 特定行為研修　領域と区分

●特定行為区分	●領域				
	【糖尿病看護】	【透析看護】	【感染看護】	【創傷ケア】	【在宅ケア】
栄養および水分管理に係る薬剤投与関連	必修	必修	必修	必修	必修
創傷管理関連	選択	選択	選択	必修	必修
血糖コントロールに係る薬剤投与関連	必修	選択			必修
感染に係る薬剤投与関連			必修	選択	選択
透析管理関連	選択	必修			
ろう孔管理関連				選択	選択
創部ドレーン管理関連				選択	
栄養に係るカテーテル管理（中心静脈カテーテル管理）関連			選択		
呼吸器（長期呼吸療法に係るもの）関連					選択
皮膚損傷に係る薬剤投与関連				選択	
	4区分	4区分	4区分	6区分	6区分

期移行と在宅療養を維持するための支援が重要であり、慢性疾患のコントロールや重症化予防等において高度な看護実践能力を発揮するために必要な特定行為の習得が求められる。

　特定行為研修は、特定行為を身につけるためのものではなく、病態の変化および疾患を包括的にアセスメントする能力や、治療を理解し、安全に医療・看護を提供する能力を身につけるためのものであり、看護を基盤に、さらに医学的知識・技術を強化

することが可能である。特に、JCHO 病院が地域医療の場で、看護師が「治療」と「生活」の両面から、患者の状態に合わせたより迅速な対応ができることを重点的に強化するために、糖尿病看護、透析看護、感染看護、創傷ケア、在宅ケアの 5 領域を設定（**図**）し、関連する 10 の特定行為区分（**表**）を組み合わせて研修を実施している。

2018 年 7 月

一般社団法人 地域医療機能推進学会（JCHS）

独立行政法人 地域医療機能推進機構（JCHO）

引用・参考文献

1. 平成 29 年 8 月 18 日付け厚生労働省医政局看護課通知「医療計画における看護師の特定行為研修の体制の整備について」

編者・執筆者一覧

監修

内野直樹　　JCHO 本部 総合診療医・病院経営担当理事

中野　惠　　前 JCHO 本部 医療・看護・介護・地域包括ケア担当理事

編者

森田克彦　　JCHO 下関医療センター 統括診療部 呼吸器外科医長

執筆者

泊　慎也　　JCHO 諫早総合病院 統括診療部 呼吸器内科診療部長……2章1～4

森田克彦　　JCHO 下関医療センター 統括診療部 呼吸器外科医長……1章1～6

看護師特定行為区分別科目研修テキスト

呼吸器
（長期呼吸療法に係るもの）関連

Contents

巻頭言……2
編者・執筆者一覧……6

1章 共通して学ぶべき事項

1 気管切開に関する局所解剖……………………………………………………12
気管切開とは……12
解剖と構造……12
　① 切開をする部位と体位　13
　② 解剖学的特徴　16
気管切開の種類……17
　① 外科的気管切開　17
　② 経皮的気管切開　18
　③ 輪状甲状靭帯穿刺、切開　19

2 気管切開を要する主要疾患の病態生理………………………………………21
反回神経麻痺（recurrent nerve paralysis）……22
急性喉頭蓋炎（acute epiglottitis）……22
急性声門下喉頭炎（acute subglottic laryngitis）……23
気道確保困難症……23
気道熱傷（inhalation burn）……24

3 気管切開を要する主要疾患のフィジカルアセスメント…………………………25
フィジカルアセスメントの項目……25
代表的疾患のフィジカルアセスメントのポイント……26
　① 急性呼吸不全（acute respiratory failure）　26
　　(1) 緊急度の判断　26
　　(2) 主観的情報収集　26
　　(3) 客観的情報収集　27
　② 慢性閉塞性肺疾患（chronic obstructive pulmonary disease：COPD）　27
　　(1) 主観的情報収集　27
　　(2) 客観的情報収集　27

4 気管切開の目的 ………………………………………………………………… 28

5 気管切開の適応と禁忌 ………………………………………………………… 29
緊急気管切開の適応……29
予定気管切開の適応……30
気管切開の禁忌……30

6 気管切開に伴うリスク（有害事象とその対策等）……………………………… 31
時間軸で考えるリスク……31
① 術中合併症　32
② 気管切開直後から最初のカニューレ交換まで　33
③ 瘻孔形成後の最初のカニューレ交換　34
④ 気管カニューレ抜去後　34
事例紹介……34
おわりに……36

2章 特定行為ごと学ぶべき事項　気管カニューレの交換

1 気管カニューレの適応と禁忌…………………………………………………… 38
気管カニューレの適応……38
① 一般的な適応　38
② 診療科による適応疾患など　38
③ 気管カニューレの長所　39
④ 気管カニューレの短所と合併症　39
重大となりうる合併症……40
① 甲状腺およびその周囲からの出血　40
② 気管腕頭動脈瘻　40
気管吸引の適応……40
① 適応となる患者　40
② 適応となる状態とそのアセスメント　40
気管吸引の禁忌と注意を要する状態……41

2 気管カニューレの構造と選択…………………………………………………… 43
気管カニューレの種類と選択……44
① 筒管　44
② カフの有無　44
③ 吸引ラインの有無　44
④ 側孔の有無　44
⑤ 特殊な気管カニューレ　45

3 気管カニューレの交換の手技 ………………………………………………………… 46

交換時に準備すべき物品……46

観察とアセスメント……47

交換の手順……47

交換時のトラブルと対策……49

交換後の確認事項……49

4 気管カニューレの交換の困難例の種類とその対応 ……………………………… 50

瘻孔が完成される前に交換を要する場合……50

気管孔の肉芽・瘢痕形成による狭窄……50

患者の体動が顕著な場合……51

その他……52

おわりに……52

資料編　特定行為に係る看護師の研修制度の概要 ……………………………………… 53

用語解説

無名静脈（innominate vein） ………………… 13

フィジカルアセスメント ………………………… 25

挿管困難症 ……………………………………… 29

事故抜去か自己抜去か？ ……………………… 32

死腔 ……………………………………………… 39

腕頭動脈 ………………………………………… 40

気管吸引 ………………………………………… 40

補助筋活動の増加 ……………………………… 41

呼気終末陽圧（PEEP） ………………………… 41

抗凝固療法 ……………………………………… 41

多剤耐性病原菌 ………………………………… 42

永久気管孔 ……………………………………… 45

カフ圧 …………………………………………… 48

認知症・せん妄での注意点 …………………… 51

呼吸器（長期呼吸療法に係るもの）関連

科目概要

・医師の指示の下、手順書により、気管カニューレの状態（カニューレ内の分泌物の貯留、内腔の狭窄の有無等）、身体所見（呼吸状態等）および検査結果（経皮的動脈血酸素飽和度（SpO$_2$）等）が医師から指示された病状の範囲にあることを確認し、留置されている気管カニューレ等の交換を行う。

1章 特定行為区分に含まれる特定行為に共通して学ぶべき事項

到達目標

・多様な臨床場面において当該特定行為を行うための知識、技術および態度の基礎を身につける。

・多様な臨床場面において、医師または歯科医師から手順書による指示を受け、実施の可否の判断、実施および報告の一連の流れを適切に行うための基礎的な実践能力を身につける。

1 気管切開に関する局所解剖

2 気管切開を要する主要疾患の病態生理

3 気管切開を要する主要疾患のフィジカルアセスメント

4 気管切開の目的

5 気管切開の適応と禁忌

6 気管切開に伴うリスク（有害事象とその対策等）

1 気管切開に関する局所解剖

> **Point**
>
> 気管切開を施行する前頸部には気管以外に重要な神経、動脈、静脈が集中している。気管およびその周辺解剖は呼吸に関与するだけでなく、発声にも大きな影響を及ぼしている。十分な解剖とそれらの機能の理解が必要である。

気管切開とは

　日本救急医学会のホームページの「医学用語解説集」[1)]には気管切開は「外科的気道確保の一方法で、前頸部で気管軟骨（通常、第2～第4気管軟骨）を切開し、チューブもしくはカニューレを挿入して気道を確保する手術。tracheotomy を一時的な気道確保、tracheostomy を永続的な気管外瘻として区別する場合もある。適応は、①上気道狭窄や閉塞（外傷、炎症、腫瘍、異物など）、②遷延性意識障害患者の気道確保と誤嚥の予防、③長期間の人工呼吸管理、④肺炎や無気肺により頻回な気道の吸引や洗浄が必要な場合、⑤頭頸部悪性腫瘍などの手術時、などがあげられる。最近では、経皮的気管切開セットを用いて行うこともある。なお、緊急度の高い場合の外科的気道確保法として、気管軟骨ではなく、輪状甲状靱帯を穿刺ないし切開する輪状甲状靱帯穿刺・切開が推奨されている」と述べられている。

　気管切開の状態が慢性化し、気管カニューレの交換を医師の指示のもとに行う前に、その前提となる"気管切開"について理解しておく必要がある。

解剖と構造

　気管とその周辺の解剖は少なくとも知っておきたい。キーワードは以下にあげるもので、位置、走行、性状を熟知してほしい（**図1**）。

- 気管〔喉頭軟骨（甲状軟骨）、輪状軟骨、第1軟骨輪、膜様部、軟骨部〕
- 甲状腺（右葉、左葉、峡部）
- 胸骨（胸骨柄、胸骨体）
- 前頸静脈、上・下甲状腺動脈、最下甲状腺静脈、上・中・下甲状腺静脈、左・右腕頭静脈、無名静脈、腕頭動脈、左・右総頸動脈、左・右内頸静脈
- 反回神経、迷走神経

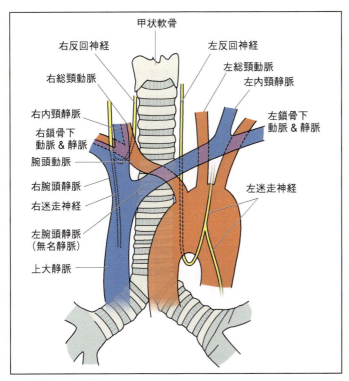

図1. 気管周囲の解剖図

- 食道
- 胸鎖乳突筋、広頸筋、前頸筋群（胸骨舌骨筋、甲状舌骨筋、胸骨甲状筋）

　図1においては、大動脈弓から直接出る動脈は、通常は前方から腕頭動脈（brachiocephalic artery）、左総頸動脈（left common carotid artery）、左鎖骨下動脈（left subclavian artery）の3本がある。正面から見るとこれらの動脈の根部は重なって見えることが多いと思われるが、シェーマとして明確に示していることに留意してほしい。通常の気管切開において問題になることはないが、左腕頭静脈（**無名静脈**）は胸骨正中切開において胸骨柄の背側を用指剥離するときにはいつも気にしなければならない重要な血管である。

① 切開をする部位と体位

　さて、気管切開では**図2左**に示すように、Jacksonの安全三角と呼ばれる逆2等辺三角形のなかでは安全に縦切開を行えるといわれている。

　気管切開を施行する部位は、体表面であるため自分の前頸部を自己触診すれば理解できる。男性であれば"のどぼとけ"（喉仏、欧米ではアダムのリンゴ）といわれる喉頭結節が触れるはずであるが、甲状軟骨が突出して高くなっている部位がある（**図2右**）。そのすぐ尾側に輪状軟骨があり、正中を上下方向に走行する頸部気管が続くが、この部位に気管切開孔がおかれるのである。

> **用語解説**
>
> **無名静脈**（innominate vein）
>
> 気管を左右に横ぎる静脈を臨床医はよく"無名静脈"（innominate vein）と呼ぶ。その理由について『解剖学実習の手引き』[2]には以下のように書かれていた。「解剖学の元祖ともいうべきガレノス（Galenos, 130～200）が、名前をつけるのを怠ったので、この血管は長らく"名なしのごんべえ"であった。後年ベサリウス（Vesalius, 1514～1564）がようやく名前をつけてくれたのであるが、その名というのが「命名されざる血管」であった。これではあんまり無責任な名前なので、Jena解剖学名（JNA）の制定（1935）時に、ドイツの解剖学者たちがbrachiocephalicaという、いかにも理屈張って気ない名にかえてしまったのである」。

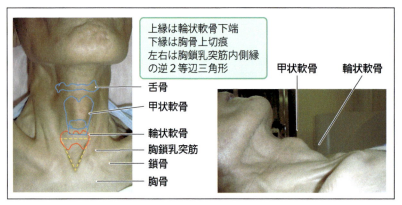

図2. Jacksonの安全三角

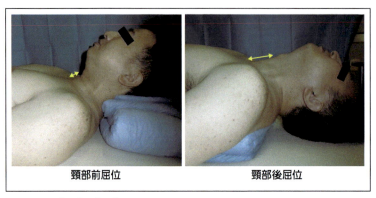

図3. 頸部の前屈位と後屈位

図2は比較的痩せた男性の頸部の正面と側面の写真である。体位は枕を外しただけの仰臥位であるのでそれほど頸部は伸展されていないが、甲状軟骨の隆起や周囲の筋肉がよく見える。やせた人は気管軟骨輪の凹凸がガタガタと触れるかもしれないが、通常は第2〜第3気管軟骨輪間に横切開を入れて、その尾側方向に開窓される。この部分は自己触診でも明らかなように意外と狭いし、深い。特に頸部を後屈しないかぎりうまく触れないのではないだろうか。

臨床の現場において最も大切なことは、この"頸部の後屈伸展"の体位である。気管切開術の適切な体位であり、実際のカニューレ交換の安全体位である。ぜひ、鏡の前で確かめてほしい。**図3**は頸部前屈位と頸部後屈位の側面像で、気管切開できる部位がいかに伸びるかを示した。ただし、頸椎損傷などでは自然な体位（neutral position）しかとれないことにも留意したい。

また**図4**にはCT撮影の通常体位と頸部後屈伸展体位を左右に対比して並べた。上段から順に、体表トレース、正面からみた気道、側面からみた気道、側面正中断である。上段から2段目の赤く塗られた気管はCTでは気道内腔面のトレースであり、実際の気管表面の輪郭よりも細めになっている。また気管表面でみる凹凸とは逆になっていることに注意してほしい。気管切開に

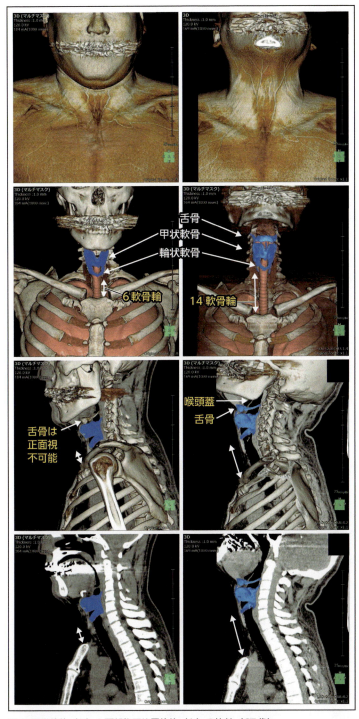

図4. 通常体位（左）と頸部後屈伸展体位（右）の比較（CT像）

おいて胸骨上切痕上1横指ぐらいで切開をおくが、皮膚や脂肪などが邪魔して実際に気管が露出されるのは非常に狭い範囲であり、この図のように長い距離で気管が露出できることはない。体位により大きな差があることをこの図では示している。

1章　1　気管切開に関する局所解剖

さらに、体表からの視診、触診での留意点として、気管はこの頸部後屈伸展位では結構しっかりとした硬さのあるものとして触知されるし、また左右に可動性もあるということである。これらは以下に述べる解剖学的な特徴を理解すれば納得できるのではないだろうか。

② 解剖学的特徴

気管は喉頭軟骨（甲状軟骨）・輪状軟骨に続き、臨床上は、頸部気管、胸部気管、気管分岐部に分けている。頸部気管と胸部気管は便宜上、胸骨上縁の高さとされているが、気管自体は若年者などでは30%の伸縮性があり、特に胸部気管では可動性に富み、分岐部では約4cm可動するといわれている。この気管は第6頸椎の高さから第4～第5胸椎の高さまで成人では約10～11cmといわれている。気管は15～20個ほどの馬蹄形の硝子軟骨からなる3～4mm幅の気管軟骨、それらをつなぐ靭帯（輪状靭帯）が、交互に連続してフレーム（支柱）機能をもった、言い換えるとある程度の硬さをもった軟骨部となり、背側面を構成するかなりの伸展性をもった膜様部と一体となって筒状構造を形成している（図5）。第1気管軟骨と輪状軟骨は輪状気管靭帯で結合している。気管の構造で大切なことは以下の2点である。

①気管軟骨輪という言葉が通常使用されるが、気管軟骨は馬蹄形をしていて全周を覆うものではなく、軟骨のない背部は"膜様部"と呼ばれ、平滑筋や弾性線維からなり、脆弱である。

②各気管軟骨に介在する靭帯は、掃除機のホースのようにある程度伸びるので頸部後屈伸展位が成立する。

甲状腺は図6に示すように、左右の葉部と中央の狭くなった峡部に分けられるが、第2～第3気管輪の前方を甲状腺峡部が覆い、その左右に甲状腺の左右分葉が第6気管輪まで下降する。甲状腺の下方（尾側）には胸腺がある。

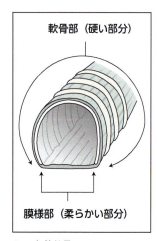

図5. 気管軟骨

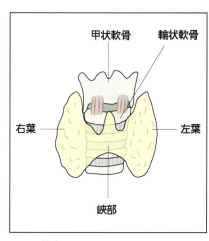

図6. 甲状腺

その下方に腕頭動脈が大動脈から分岐し、左側から右側に上行する。同部位は気管切開時の気管カニューレ先端部と一致し、しばしば大出血の原因となる（**図1〜4**参照）。背面には食道があり、両者の間には左右の反回神経が走行している。

気管切開の種類

気管切開は手技により3つに分類できる。

1 外科的気管切開

　予定手術として手術室や病棟で行うことが多い。時間は多少かかるが、しっかりと気管前面を露出して正確に気管切開孔を作成できるメリットがある。頸部後屈の体位を設定して、輪状軟骨下縁から約1cm尾側で胸鎖乳突筋の内側縁を結ぶ横切開をおく。皮筋である広頸筋の一部を切開し、前頸筋群の胸骨舌骨筋を露出する。正中線を見失わないように触診しながら確実に直下に気管があることを確認して中央の白線で深部に分け入る。胸骨甲状筋を左右に分け、気管前面の粗な膜様の結合組織を剝離すると白色の気管軟骨が見える。甲状腺尾側が邪魔するときは筋鉤の先で圧排する。それでも邪魔なときは正中で甲状腺を切離することもある。術野の十分な止血後に麻酔医に挿管チューブを手前まで抜いてもらい、第2と第3軟骨輪間に横切開で切り込み、そのまま左右を尾側に1cmほど切り下ろす。横切開直後にコッヘルなどで逆U字の頂点となる部分を把持して切り下ろすとうまくいく。把持した

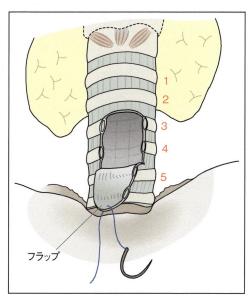

図7. 第2〜第3気管輪間に横切開、逆U字型開窓
注：甲状腺の正中で右葉、左葉を切離後

あたりは支持糸をおいて牽引してもよい（**図7**）。清潔野から気道を吸引して、素早くカニューレを尾側方の気管内に挿入する。

❷ 経皮的気管切開

数社からキット化された経皮気管切開セットが販売されている。Ciaglia法はCook MedicalのCiaglia Blue Rhino® G2（**図8**）、Covidien JapanのAspir-Ace™ ネオパーク™、スミスメディカル・ジャパンのウルトラパーク®、Griggs法はスミスメディカル・ジャパンのパーキュティニアス・トラキオストミー®キット（**図9**）などがある[3]。ベッドサイドで施術できるため近年推奨されている。

小さな皮膚切開をおき、気管壁を試験穿刺し、気管内にガイドワイヤーを挿入する。ただし、気管支鏡下に観察しながら穿刺・挿入する必要性がある。

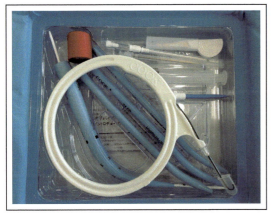

図8. Ciaglia Blue Rhino® G2 経皮的気管切開用ダイレーター（Cook Medical社）

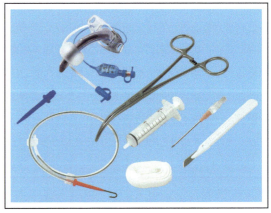

図9. パーキュティニアス・トラキオストミー®キット経皮的気管切開キット（スミスメディカル・ジャパン株式会社）

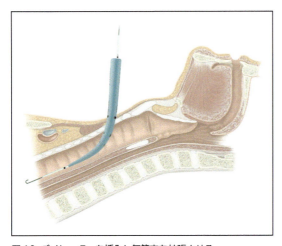

図10. ダイレーターを挿入し気管支を拡張させる（Ciaglia Blue Rhino® G2、Cook Medical社）

また、通常すでに経口で気管内挿管されていることが多いため、挿管チューブを声門ぎりぎりまで抜いてこないといけない。この段階から**図10**に示すようにダイレーターで気管壁を拡張したり、専用の拡張鉗子で気管壁を拡張したりするため、この処置に時間がかかる場合がある。しかも挿管チューブのバルーンを膨らませても声門上まで抜けている可能性が高く、換気が維持できなくなるリスクがあるので注意が必要である。

キットといえども慣れないとかえって手間どるので、十分な経験のある複数の医師で行うべきである。

経皮的気管切開の2法の違いは、以下のとおりである。

① Ciaglia法：ダイレーターで少しずつ気管壁を拡張させていき、最後に適したカニューレを挿入・留置する。
② Griggs法：ガイドワイヤー拡張鉗子が通る専用鉗子を使用する。

❸ 輪状甲状靱帯穿刺、切開

この方法は気管挿管が不可能と思われる緊急時に行われる。輪状軟骨と甲状軟骨の間にある靱帯は気道のバイパスとしては最上位にあり、すぐ頭側に

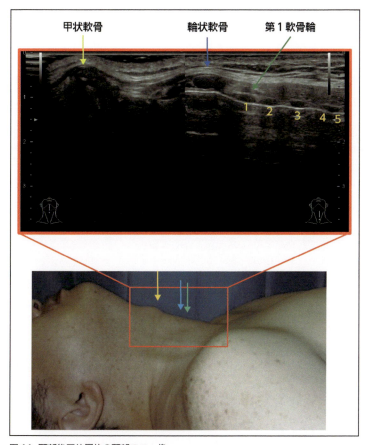

図11. 頸部後屈伸展位の頸部エコー像

声門があることを認識すべきである。この靭帯の穿刺・切開は必ずしも安全というわけではなく直上で上甲状腺動脈の輪状甲状枝が左右で癒合することがあり、出血することがある。数社からキットが出されているが、いずれにせよ窒息の緊急回避手段として扱われていることが多いと思われる。

　最近ではエコーガイド下にリアルタイムに穿刺針を見ながら最適な位置で気管前壁穿刺ができるようになった[4]。**図11**に頸部後屈伸展位での頸部エコー像を示す。気道内は空気のため観察できないことに注意が必要である。リニアー型エコープローブを正中においた。気管軟骨が輪状軟骨側から5個数えることができる。第4と第5軟骨輪は正中で癒合していた。穿刺時には血管など危険なものがないことを確認し、気管の短軸断で正中をねらうことが重要である。

2 気管切開を要する主要疾患の病態生理

Point

気管切開を要する疾患は大きく2つに分けられる。①傷病、病態による呼吸不全でガス交換や呼吸機能が障害され、長期の人工呼吸管理が必要な場合、②気道クリアランス低下・気道開存性障害により気管チューブの抜去が困難な場合である。

つまり①は鼻腔・口腔より始まる気道系（気管、気管支、肺）は正常であるが、それらを働かせる筋骨格・神経系に異常がある場合で、脳神経疾患による重度意識障害・呼吸機能障害、神経筋疾患による呼吸機能障害などがある。②は気道系に異常がある場合で、気道分泌過多あるいは自力での排痰困難、嚥下機能障害による遷延性誤嚥、さまざまな傷病による上気道閉塞などがある。自己排痰困難や嚥下困難は筋骨格・神経系異常が主因のことも多く、複合的な要因が存在するが、気道内に問題があるといえる。臨床の現場においては最終的には肺炎をいかにして生じさせないかということに主眼がおかれていることは当然のことであるが、大きな課題である。

外科的気道確保が目的である気管切開が必要な主な疾患は、病態により分類すると**表1**のようになる。以下に5つの代表的疾患について述べる。

表1. 気管切開を要する主要疾患

喉頭機能障害：反回神経麻痺（手術、外傷、感染、特発性による、特に両側麻痺による声門閉鎖）
口腔・喉頭の術後：舌、下咽頭、喉頭の術後出血・浮腫（術後の上気道狭窄のリスク）
咽頭の腫瘍：咽頭癌、声門部ポリープ（通常は術後の上気道狭窄のリスク）
咽・喉頭の感染・浮腫：急性咽頭蓋炎、急性声門下咽頭炎、クループ、血管神経浮腫（感染、炎症による上気道狭窄のリスク）
閉塞性睡眠時無呼吸症候群（OSAS）：扁桃腺摘出・アデノイド摘出・口蓋垂形成術などの術後（OSASの治療に伴う上気道狭窄のリスク）
頭頸部の外傷：口・鼻腔大量出血、下顎骨折、気管切断、喉頭挫滅・骨折
気道熱傷・損傷：火焔、熱気、水蒸気、有毒ガス、すす、腐食毒物誤嚥（上気道〜下気道まで傷害、長期気道管理の必要性）
喉頭異物：食物・小玩具（緊急を要する気道確保として）
先天性異常：声門下狭窄、声帯麻痺、喉頭軟化症
その他：気道確保困難症（気管挿管が不可能で生命の危機に直面した場合）

反回神経麻痺（recurrent nerve paralysis）

声帯を動かす反回神経が麻痺すると声帯麻痺により嗄声が生じる。この反回神経の麻痺はウイルス感染などでも起こるが、喉頭癌、甲状腺癌、肺癌などによっても起こる。両側の声帯麻痺により狭窄の程度が強くなると窒息の危険性があり、緊急処置が必要になることがある。

反回神経は下降する迷走神経から分岐し、反転して上行することから命名されている。左右で走行は異なり、右は鎖骨下動脈の前で迷走神経から反回神経として分岐し、気管と食道の間を上行して喉頭に至る。左ではより低い位置、つまり大動脈弓の前で反回神経として分岐し、ボタロー靭帯の外側背側に密着して気管と食道の間に入り込み上行して喉頭に至る。左右ともであるが反回神経は甲状腺下極（右葉、左葉の尾側方）あたりで気管周囲の脂肪組織内（気管食道溝の脂肪）に包まれ上行しながら、気管側壁を上行する。甲状腺背側で甲状腺自体が輪状軟骨、第1気管輪に密着している"Berry靭帯"のすぐ外側尾側の近傍を通過して、最終的に喉頭に入っていく（**図12**）。甲状腺手術において気管側壁に密着して走行する反回神経の同定時とBerry靭帯の切離時の損傷が、反回神経麻痺を引き起こすきっかけになることがある。

急性喉頭蓋炎（acute epiglottitis）

成人に多く、喉頭蓋を中心とした炎症で腫脹が激しくなると本来可動性のある浮腫性喉頭蓋が声門を容易に覆ってしまい、特に"息が吸えなくなる"吸気性呼吸困難に陥る（**図13**）。急速進行性で、窒息死に至る可能性があり、緊急に気道確保を要するケースをしばしば経験する。治療は抗菌剤、ステロイド投与で、1〜2週間ほどで軽快する。一般的に気管挿管において喉頭鏡のブレード（先端部）を喉頭蓋根部（前方）、あるいは直接喉頭蓋自体（背側）

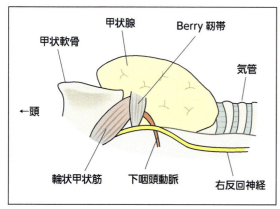

図12. 反回神経周囲の解剖図

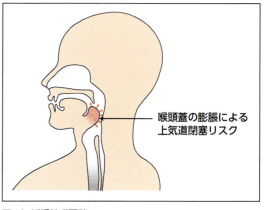

図13. 浮腫性咽頭蓋

にかけて喉頭展開（声門を直視）するが、腫大した喉頭蓋が原因でこの操作が困難となる場合がある。したがって最初から気管切開をすべきケースが少なからずあることに留意すべきである。

急性声門下喉頭炎（acute subglottic laryngitis）

声帯の下の気道の部分を声門下と呼び、声門上と区別する場合がある。急性声門下喉頭炎では、声門下の粘膜に炎症が起こり、粘膜腫脹、気道分泌物貯留などにより気道狭窄に至る場合もありうるので気管切開が必要なことがある。典型的な症状として、初期は発熱、嗄声に始まり、悪化してくると夜間の吸気時喘鳴、犬吠様の咳嗽が出現してくる。臨床的には"仮性クループ"と呼ばれ、特に1～3歳の小児に多く、やや男児に多い傾向があり、また、秋から冬に多くみられる。治療法にはよくステロイドの経口単回投与が用いられ、重度の場合はアドレナリン吸入を使用することもある。

気道確保困難症

気道確保困難のなかでもマスク換気ができず、かつ気管挿管ができない状態（cannot ventilate and cannot intubate：CVCI）では、急速に低酸素血症が進み、心停止や脳障害を起こす危険性があり、早急に適切な対策を要する[5]。緊急気管切開が必要な場合、予定気管切開に比べて合併症の頻度は2～5倍高いといわれている。

ASA Task Force on Management of the Difficult Airway（1993、改訂2003）[6]では次のような定義をしている。

①気道確保困難：通常のトレーニングを受けた麻酔科医が、マスク換気困難か気管挿管困難、またはその両方を経験する臨床的な状況。

②マスク換気困難：麻酔施行前のSpO$_2$（経皮的動脈血酸素飽和度）>90%、100%酸素および陽圧マスク換気下において、補助なしの麻酔科医がSpO$_2$>90%を保てない、または不十分な換気の徴候を防ぐか改善することが不可能な状況。

③気管挿管困難：通常の喉頭鏡で、気管チューブの適切な挿入に3回の試みまたは10分以上を要する場合。

挿管困難を予測する代表的な指標として、頭頸部の可動域（最大伸展位と最大屈曲位の角度）が80度以下、甲状-頤間距離が6cm以下、最大に開口し舌を最大に突き出したときの咽頭所見がMallampati分類（**図14**）[7]でClass ⅢないしⅣ、最大開口が4cm以下、上顎門歯より下顎門歯が前方に突き出できない場合があげられる[8]。

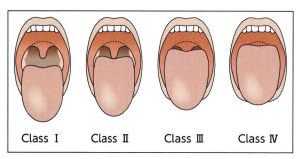

図14. Mallampati 分類
Class Ⅰ：口蓋弓、軟口蓋、口蓋垂がよく見える
Class Ⅱ：口蓋垂の先端がかくれる
Class Ⅲ：軟口蓋と口蓋垂の基部しか見えない
Class Ⅳ：軟口蓋が見えない

気道熱傷 (inhalation burn)[1]

　火災や爆発事故などにより、高温の煙、水蒸気、有毒ガスを吸入することによって生じる呼吸器系の傷害の総称である。傷害を受ける部位により、上気道型気道（咽頭、声門、喉頭）熱傷、肺実質型気道（気管、気管支、肺胞）熱傷に分類される。熱による傷害は上気道までにとどまるのが普通であり、肺実質型の損傷は煙中の各種の刺激性の有毒ガスによって引き起こされると考えられている。気道熱傷の存在を疑うべき状況として、閉所での受傷、顔面や口腔・鼻粘膜の熱傷の存在などがある。また、嗄声、呼吸困難、wheezing（喘鳴）の聴取などは気道熱傷を疑う症状・所見である。

　診断には気管支鏡検査が有用であり、粘膜の発赤、びらん、浮腫、すす付着などを認める。上気道型では、進行性に声門・喉頭などの浮腫が起こり、気道閉塞による換気障害や窒息をきたす危険があるため、気管挿管による気道確保のタイミングを誤らないよう注意する。肺実質型では、有毒ガスによる下気道、肺胞の炎症が惹起され、進行性に酸素化障害を引き起こす。

3 気管切開を要する主要疾患のフィジカルアセスメント

Point✏

気管切開が必要な疾患の状態・状況を適切に判断するときに留意すべきことは、緊急性がある状況においては現場の判断が非常に重要になってくるということである。つまり、基本的な問診、視診、触診などからベッドサイドで施術しなければいけないときがあるという意味である。酸素化の悪化、努力呼吸、頻呼吸などを見たら短時間で系統的な評価を実行しなければならない。

実際の臨床では問診、視診、触診、聴診、打診などを通して、実際に患者と対面し、症状の把握や身体異常の早期発見を行う必要がある。

フィジカルアセスメントの項目

問診しながら、視診、触診を行う。表情（平穏か、苦悶か）、歩行（自立、要介助、車椅子）、会話（文で会話できるか、単語で止まるか）、姿勢（起坐、仰臥位、側臥位）などを観察する。呼吸不全のある患者は息継ぎの関係から文になるような連続した言葉を発しにくく、単語で止まるような会話しかできないことがある。体表の観察では肥満、るい痩、関節の可動性などが必要である。円背や頸部可動制限などは気管切開やカニューレ交換の体位設定の観点から不利であり、アセスメント項目として必須である。

気管切開を要する疾患では呼吸状態の評価は重要であり、皮膚の色、貧血、チアノーゼの有無、胸郭の形態・動き、呼吸補助筋の使用などを見る。**表2**にチェックすべき項目を列挙するが、気管切開を必要とする患者を見て呼吸パターンやリズムが異常であるのは瞬間的にわかるはずである。それだけ重篤な状況が想定されるからである。

患者の（意識、呼吸、循環）状態によるが、急ぐときはすぐに着衣を脱がせて体表を観察して、聴診、触診をしてみるべきである（**表3**）。忘れてはならないのは頸部の聴診であり、異常音の発生場所が頸部のことがあるからである。

フィジカルアセスメントの手技は、専門書を見直していただきたい。

📖 用語解説

フィジカルアセスメント

フィジカルアセスメントとは、看護学に縁遠い医師には耳慣れない言葉である。physical（身体の）assessment（評価）とすればなんとなくわかる気がするが、日本語では「身体診察技法」といい、「患者と家族への問診から得られた主観的情報と視診・触診・聴診・打診などの客観的情報を統合して、患者の状態・状況を判断すること」[9]らしい。一方で昔から聞き慣れたフィジカルエグザミネーションは、「客観的情報を得るための視診・触診・聴診・打診・バイタルサイン測定などの値や状態を収集すること」[9]であるらしい。この違いがわかったうえで看護が行う「フィジカルアセスメントの最終目標は、疾患名をつける『診断』ではなく、患者の『状態』を判断することであり、その状態から緊急性の有無

表 2. 呼吸のチェック項目

パターン	①頻呼吸 ②徐呼吸 ③過呼吸 ④浅呼吸 ⑤無呼吸
リズムの異常	①クスマウル大呼吸 ②チェーン・ストークス呼吸 ③ビオー呼吸
深さの異常	①過換気症候群 ②低換気性昏睡、チアノーゼ、血圧低下、起坐呼吸、 シーソー呼吸、頻呼吸（25回以上/分）

表 3. 呼吸異常時のチェック項目

触診	①胸郭の動き（左右差があれば気胸、無気肺、片肺挿管） ②呼吸筋力 ③肋間の開大・狭小、筋緊張 ④皮下気腫の有無（気胸、縦隔気腫）
聴診	①換気状態 ②分泌物の有無
打診	①心臓、肝臓、肺の位置関係 ②胸水の有無

を判断し、必要なケアを正しく判断することである」と山内は述べている[10]。気管切開が必要な状況を瞬時に判断して、その状態を医師や他の医療従事者に共通の言葉で正確に伝えられるテクニックも看護師は身につけなければならない。

代表的疾患のフィジカルアセスメントのポイント

代表的な疾患についてフィジカルアセスメントのポイントを述べる。

❶ 急性呼吸不全（acute respiratory failure）

呼吸不全とは、室内気吸入時の動脈血酸素分圧（PaO_2）が 60 Torr 以下となる呼吸障害である。さらに動脈血二酸化炭素分圧（$PaCO_2$）が 45 Torr を超える状態をⅡ型呼吸不全、45 Torr 以下の状態をⅠ型呼吸不全と区別している。この呼吸不全が少なくとも 1 カ月間持続するものを慢性呼吸不全といい、1 カ月未満であれば急性呼吸不全という。

（1）緊急度の判断

昏睡、チアノーゼ、起坐呼吸、血圧低下、シーソー呼吸、徐呼吸（12回未満/分）、頻呼吸（25回以上/分）、重症不整脈、SpO_2 85%以下であれば、緊急事態と判断し、ただちに酸素投与を開始する。

（2）主観的情報収集

①本人からの情報収集が不可能な状況が多いため、家族、知人などからできるだけ多くの情報収集をする。

②発症時期、発症後の経過を確認する。症状の進行がどのくらい急速で進行

性か、咳嗽の有無、喀痰の有無（量、性状）、喫煙歴、職業歴、趣味・嗜好なども問診する。

③既往症（喘息、慢性気管支炎、肺気腫など）を確認し、現在治療中の病気があれば、通院歴、内服薬の確認をする（"お薬手帳"を見て、実際の残薬を確認することは重要である）。

（3）客観的情報収集

①"うまく呼吸ができていない"理由を探す。急性呼吸不全においても"BLSのABC"は重要である。BLS（basic life support；一次救命処置）とは、airway（気道確保）、breathing（人工呼吸）、circulation（胸骨圧迫）からなる。すぐに気道確保が必要な例を除いて、SpO_2測定、動脈血液ガス分析〔酸素分圧（PaO_2）、二酸化炭素分圧（$PaCO_2$）、pHなど〕、胸部レントゲン撮影、心電図モニターをすることが状況把握の近道である。

②意識障害による舌根沈下は危険な状況であり、ただちに気道確保をする。頭部後屈顎先挙上か横向きにした姿勢（回復体位）にしてみるが、すぐに応援を呼ぶ。

③吸気時に肋骨間が陥没する肋間陥没、胸骨上窩の陥没、吸気時にのどぼとけが下に牽引される気管牽引、シーソー呼吸も緊急度が高い。口腔内や上気道の閉塞が疑われ、気道内異物の確認と除去が必要となる。

④CO_2ナルコーシスを起こす可能性があるⅡ型慢性呼吸不全の急性増悪では、高濃度酸素は危険である。SpO_2 85〜90%を目標にする。

⑤転倒などの外傷後の呼吸困難では気胸の可能性がある。呼吸音の左右差、呼吸時の胸郭運動の左右差などを確認する。酸素投与、レントゲン撮影、胸腔ドレナージが必要になる。

❷ 慢性閉塞性肺疾患（chronic obstructive pulmonary disease：COPD）

（1）主観的情報収集

①患者自身の訴えが重要だが、本人が話せないときは家族から聞き取る。

②喫煙歴、呼吸困難の始まった時期とその経過を問診する。現在の治療内容を把握する。

（2）客観的情報収集

①頻呼吸、口すぼめ呼吸の有無を確認する。

②聴診にて呼吸音の減弱や呼気延長があるか、感染を伴っていることが多いので喘鳴が聞こえるかなどを確認する。

4 気管切開の目的

> **Point**
>
> 気管切開は気道抵抗を低下させて、呼吸仕事量を減少させるとともに、痰の吸引や気管カニューレの交換を容易にするなど多くの利点がある。

　気管切開の目的を丸川は以下の3つのカテゴリーに集約できる[11]と述べている。
①閉塞した上気道のバイパスの確立
②気道内分泌物の吸引路確保
③人工呼吸のための気道確保
　また、気管切開は手術侵襲と生命を左右する重篤な合併症を伴うので、できるだけ避けるべきであると丸川らは述べている[11]。

5 気管切開の適応と禁忌

Point

気管切開を受けることによって得られる患者の利益が、侵襲や合併症のリスクを上回るときに施行される手技である。さまざまな傷病・病態があるが、気管切開を施行する利点、欠点が同時に存在することに留意すべきである。

気管切開は気道抵抗を下げて呼吸仕事量を減少させることができる。また、痰や分泌物の吸引が容易になるなどのメリットも多い。しかしながら外科的処置のため、出血や疼痛などのデメリットを伴うことがある。

では、気管切開が必要な状況とはどのような場合であろうか。有効な換気をさせるために、目の前にいる広い意味での"換気障害"に今現在陥っている、あるいは陥る可能性のある患者の病態を理解して適応を決めなければいけない。臨床で最も大事なのは、緊急性があるかどうかである。「異物誤嚥で窒息しかけているのか」「肺炎が進行して徐々に呼吸不全に移行してきたのか」「予定手術で全身麻酔をかけるため挿管が必要だが、口腔・咽頭・喉頭の手術の場合、またそれ以外の部位の手術だが挿管困難な状況なのか」など、さまざまな状況を許される時間内で正確に判断し、気管切開の適応を決断し、実行しなければならない。したがってアセスメントの時間的制約から"緊急"か"予定"かによって分けるのがより実地にふさわしいと思われる。

緊急気管切開の適応

挿管困難症で代替の方法（マスク換気、ラリンゲアルマスク）でも換気ができない、あるいはもともと自発呼吸がないか、あっても（筋弛緩薬をすでに投与していて）すぐに自発呼吸に戻せない状況は緊急気管切開の適応である。これは救急センター、病棟処置室や手術室で遭遇する状況が多いであろう。緊急で行う場合は、予定で行う場合と比較すると合併症の頻度は2～5倍になるといわれている。特に病棟では備品の整備など普段からシミュレーションが重要であり、必要な人員招集をタイミングよく行うことが肝要である。頭頸部外傷、喉頭異物、声門狭窄、口腔・咽喉頭の術後出血、浮腫による上気道閉塞などの重篤な疾患が適応となる。

用語解説

挿管困難症（そうかんこんなんしょう）

挿管困難症とは、その言葉どおり、挿管ができないか、難しい状況をいう。

予定気管切開の適応

　とりあえず気管挿管されており換気は保たれており、長期気管挿管がすでになされている場合や、長期気管挿管が見込まれる場合に予定手術として気管切開をすることがある。脳神経疾患により重度の意識障害があり、回復に相当な時間がかかると見込まれる場合、神経筋疾患〔筋萎縮性側索硬化症（ALS）など〕の進行による呼吸不全、繰り返す肺炎による呼吸不全、気道分泌物が多く自己排痰ができない場合などが適応となる。どの時期に気管切開をするかの統一した見解はないが、挿管後1週間を過ぎると気管切開を考慮して予定を組むことが多い。

　施設によって異なり、また疾患により異なるのが現状であるが、挿管後3〜5日で口腔内病原体が増加してくること、気管挿管によるトラブルとして口腔内・咽喉頭潰瘍などの発生がありうること、挿管中の鎮静剤の使用を減らせる可能性があることなどを考慮すれば、長期間挿管状態におくのはデメリットがあることは否めない。

気管切開の禁忌

　気管切開の絶対禁忌となる症例はないが、出血傾向や凝固異常がある症例では、できる限りその改善を待って行うべきである。相対的禁忌というと言葉が強すぎる感があるが、気管切開が安全に行えない可能性がある状況として以下のようなものがある。

①出血傾向
②頸部の手術歴、気管切開の既往
③頸部への放射線照射歴
④頸部の軟部組織感染状態
⑤肥満で猪首（頸が短い）
⑥頸部後屈伸展位がとれない
⑦甲状腺肥大

　要するに何らかの原因で解剖が不明瞭になりやすく、短時間で済ませるべき気管切開の手術に時間を費やし、難易度が上がってしまう状況を相対的禁忌と考えたらよい。

6 気管切開に伴うリスク（有害事象とその対策等）

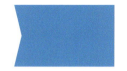

Point

気管切開は気道のバイパス作成であり、そのバイパスルートは瘻孔である。瘻孔の完成には一定の時間を要する。したがって、気管切開の施行から長期管理に至る時間軸を分けて、そのリスクを考える必要がある。

時間軸で考えるリスク

気管切開に伴うリスクについて考えるべきことは時間軸である。つまり「手術操作中に何が生じるのか」「手術直後から最初のカニューレ交換までの時期に何が生じるのか」「最初のカニューレ交換以降に何が生じるのか」「カニューレが不要になり抜去した後に何が生じるのか」など、時期に応じて生じやすい合併症がおおむね決まっている（**図15**）。気管切開直後はやはり出血が最も危険である。血液が気道へ流れ込み窒息のリスクがある。頻回に創部、カニューレの位置、呼吸状態を確認しなければならない。パルスオキシメーター装着、心電図モニター装着など通常の術後管理に相当するモニター管理が必須である。

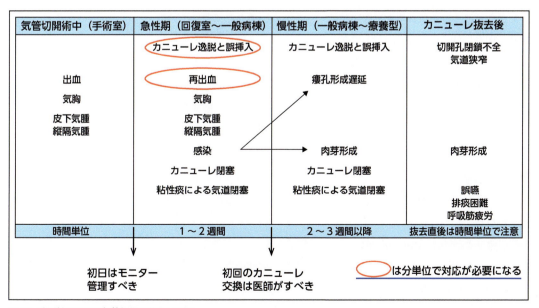

図15. 時間軸からみた気管切開に伴うリスク

また時にあるのがカニューレの**事故抜去**（unexpected extubation）である。夜間、早朝などの人手が少ない時間帯に生じることがあり、再挿入が安全に行われるとは限らない。体動が激しく事故抜去の生じる可能性があるときは、鎮静が必要である。場合によっては身体抑制も許容される。バンドなどでカニューレの固定を確実にしておくのは当然であるが、気管切開を施行する立場からいうと、数針、カニューレの翼部分を皮膚に直接縫合固定するくらいの工夫が必要かもしれない。また、皮膚の縫合閉鎖もやや粗にしておき、予期せぬ出血は気道内よりも皮膚面に出てくるようにしておく工夫も必要かもしれない。これらはエビデンスのあるなしとは別の「お作法」の一種で、各施設によって差があってもよいが、常に施行医は用心し工夫しているはずである。この意味をよく理解する必要がある。

① 術中合併症

皮膚切開部から気管前壁に至るまでに何が出てくるかを考える。輪状軟骨から1cmほど尾側で皮膚を横切開する。広頸筋の層の浅頸筋膜は皮下脂肪と同時に切れてしまうので、次に出てくる前頸静脈かその枝は意外と出血するので結紮切離が望ましい。前頸筋群を正中で左右に分けて気管前壁の結合組織（気管前筋膜）を切開剥離して白く光る気管軟骨を見ると、外科医は安心する。切開領域（気管前壁の逆U字切開を入れる面）を確保するために甲状腺峡部が邪魔するときは上方に圧排する。甲状腺は表面を怒張した静脈が網目状に被い、一度出血するとなかなか止血できないことがある。そのため峡部を正中で気管壁から剥離し結紮したほうが安全なことがある。いずれにせよ気管壁を切開してしまう前に入念に止血を確認すべきであるる。

また当然であるが麻酔器や人工呼吸器につながっているときに電気メスを使用する場合には、一時的に酸素濃度を大気レベルまで下げておく必要がある。筆者は以前、気管壁をメスで切開した後に、気管壁自体の出血を電気メスで止血しようとしたときに麻酔器が送気し、一瞬、炎が上がった経験がある。大事には至らなかったが、一生忘れられない光景であった。酸素濃度を下げることができないなら電気メスは使用せずに、すべて結紮切離すべきある。

出血以外に以下のような合併症があるが、術野を十分に確保して気管を触知しながら正しい位置で気管壁に切開孔をあけていれば通常起こる頻度は低いと思われる。

- 胸膜損傷による気胸（術後の胸部レントゲン撮影は必須）は気管の中央を正確に検索していれば生じることはないと思われる。皮切の長さにこだわらず、触診により気管の位置を確かめるのが大切である。
- 皮下気腫や縦隔気腫は意外と生じうる。気胸に伴うものは別として、気管

📖 **用語解説**

事故抜去か自己抜去か？

日本語から受ける印象はずいぶん異なる。英語でも self extubation、accident extubation など表現はまちまちである。それらを包括して unplaned extuba-tion としている文献[13]があった。その中では「unplaned extuba-tion（UEX）はメディカルスタッフの欲しない抜管であり、患者自身が故意あるいは偶然に起こす場合と、看護師や医師によるベッドサイドでの処置中に起こるもの」と定義されている。経口・経鼻挿管患者を対象にした研究であるが10.8％にUEXが生じており、リスクファクターとして慢性呼吸不全、幅のせまいテープ固定、経口挿管、経静脈鎮静がないの4つが指摘されていた。UEXが起こらないように注意が必要であり、もしも起こしたときにどう対応するか考えておかねばならない。気管カニューレの場合も同様である。

切開孔よりリークした空気が移動することが考えられる。つまり、病態により気道内圧を高く設定せざるをえないケースでは、気管カニューレのカフ漏れが原因になることがある。このときはたいてい皮膚を密に縫合していることが多い。

・気管孔を開けるとき、カニューレ挿入するときの膜様部損傷。

❷ 気管切開直後から最初のカニューレ交換まで

　十分な止血を確認した後にカニューレを挿入しても、後出血の可能性はある。繰り返しになるが、気管切開当日〜翌日は特に用心し、創状態、呼吸状態の評価を繰り返し、さらにモニター管理下におくことが必要である。気管切開後の出血は、出血部位と換気のメインストリームである気管が近接し、必ず交通があるという特異的な関係からきわめて危険だからである。カニューレを挿入している気管前壁の切開孔は密ではなく、しかも咳嗽や体動、場合により人工呼吸器の繰り返される圧変化の伝達により常に多少のずれが繰り返し起こっている。したがってカニューレの外面と気管壁との隙間が完全になくなることはないと想像される。

　また頸部という構造上、出血に気づきにくい場合があることも念頭におくべきである。頸部には頭尾方向にさまざまな器官が走行している。互いの癒合は少なく、血液がしみ込むようにこれらの間隙に沿って広がりやすいのである。そのため皮膚縫合は粗にしておくことで、しっかり縫合することによる出血のタンポナーデ効果は期待せず（むしろ気道内流入により危険な行為であると考え）、早期に出血に気づけるようにする工夫は必要であろう。創部観察時には、なぜ皮膚が粗に縫合されているかを正しく理解する必要がある。

　もう1つ注意が必要なのはカニューレの事故抜管である。これを起こさないように直接皮膚にカニューレを縫合固定する工夫も大切である。またこの事態に直面したときにはどうすべきであろうか。当然再挿入し、換気がうまく行われているかを確認しなければならない。気管切開した担当医がそばにいるとは限らないので看護師がその場で対応しなければいけないのであるが、気管以外への誤挿入がありうるし、その誤挿入に気づかず致命的な事故が過去に何度も生じていることを知っておきたい。特に気管切開部の瘻孔が完成する前の早期事故抜管では、もともと粗な組織であることと関係があるが、たいていは気管前壁にカニューレの先端がとどまる迷入（皮下迷入、気管前迷入）が生じている。

　また、人工呼吸管理下の患者で重症肺炎、肺線維症（間質性肺炎）の場合は肺コンプライアンスが悪く（空気が入りにくく）、カニューレの先端が縦隔に入っていても換気ができているように見えることがある。呼吸状態の悪化はさまざまなアラームで気づくはずであるが、応援を呼びつつ、カニューレ

先端の位置を確かめる必要がある。再挿入には1つ細いカニューレを選ぶこと、ライトで気管切開孔を覗きながら挿入する、小指を挿入して触診するなど、臨機応変な対応が望まれる。

ほかにも皮下気腫、縦隔気腫、気胸、気管損傷などの合併症があるといわれている。特に両側気胸では呼吸状態は急速に悪化するのですぐにレントゲン撮影し、胸腔内ドレナージが必要になる。

❸ 瘻孔形成後の最初のカニューレ交換

いったん瘻孔が形成されると比較的安全な時期になる。しかしながらこの時期であっても誤挿入には最も神経を注ぐべきである。原疾患や栄養状態にも左右されるが、創感染、感染波及による縦隔炎が生じる可能性がある。また、まれであるが気管腕頭動脈瘻、気管食道瘻などの重篤な合併症もありうる。

❹ 気管カニューレ抜去後

肉芽形成、気管狭窄、気管切開孔がなかなか閉じない切開孔閉鎖不全などがありうる。

事例紹介

一般社団法人医療安全調査機構が2012年9月に警鐘事例として「気管切開後1週間のリスク」として以下のように述べている。「気管切開術後1週間以内（手術翌日）に気管カニューレが逸脱し、抜けかけた気管カニューレをそのまま押し入れて、人工呼吸を実施しましたが、気管内に挿入されておらず患者が死亡した事例が発生しました」[12]。このなかで事故が起こる仕組みを解説し、リスク回避のコメントが述べられている（**図16**）。また、気管切開後に瘻孔ができるまでの急性期と、瘻孔完成後に何度もカニューレ交換が行われた状態の慢性期とを区別することの重要性を強調している。気管切開を学び、気管カニューレを交換するという大事な仕事をする者にとってきわめて有用なので紹介する。

事例の概要

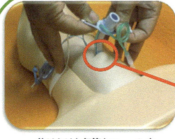
抜けかけた気管カニューレを
そのまま押し込み

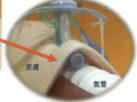
カニューレ先端が皮下に迷入

↓

気管内に挿入されていない気管カニューレより蘇生術開始
胸郭が動いているように見え、呼吸音が聴取（誤認）できたため、
気管内に挿入していると思いこむ

↓

蘇生できず死亡

患者）10歳代　男性
臨床診断）デュシェンヌ型筋ジストロフィー、肺炎、呼吸不全。
　自宅近くの病院外来でフォロー中、呼吸状態が悪化したため入院し呼吸管理をしていた。痰の吸引目的のため気管切開術を施行した翌日、人工呼吸器のアラームが鳴り、看護師が訪室すると気管カニューレが抜けかけていた。気管カニューレを押し込んだ後、アンビュバッグにて人工呼吸を実施した。呼吸音を聴取（誤認）し胸郭も動いたように見えたので、換気ができていると思いこんだ。結果的に、気管カニューレが気管内に挿入されていないまま蘇生術を続け、死に至った。

再発防止にむけて

気管カニューレが抜けないための対応

- 気管切開術後1週間以内は、気管カニューレの固定状態を頻繁に観察する。
- 体位変換は気管カニューレと人工呼吸器回路の接続部をはずして行う、または、複数の介助者で実施し1人は気管カニューレが抜けないよう保持する。
- 抜けやすいことが予測される場合には、気管カニューレを皮膚に縫合することや、切開時に軟骨両側に糸をかけておき事故抜去時に気道が確保できるようにする（stay suture）方法等を考慮する。

気管カニューレが抜けた場合の対応

- 気管切開術後1週間以内の時期は瘻孔が形成されていないため、再挿入が困難であることを認識し、気管切開部への再挿入に固執せず、マスク換気や経口挿管等が必要。
- 気管カニューレ留置の位置確認方法として、カプノメーター（呼気炭酸ガス分圧を測定する装置）等の使用も検討する。

中央審査委員会専門委員からのコメント
●急性期(気管切開後1週間程度)は、カニューレの事故抜去の他、出血や気胸等の術後早期合併症が予測されるので、観察がより確実な集中治療体制が望ましい。
●「気管切開術後1週間の急性期ケア」と「長期間留置されている気管切開チューブケア」とは別物と認識し、ケアをすることが重要です。

図16. 気管切開術後に気管カニューレが逸脱した事例
出典:日本医療安全調査機構. 気管切開術後1週間のリスク管理. http://www.medsafe.jp/activ_alarm/activ_alarm_001.pdf

おわりに

　気管切開という手技は大事な呼吸管理に有効な手段の1つであるが、一方では非常に重篤な合併症と表裏一体であり、実際に気管切開を施行する人、その管理を行う人の双方が個別の患者情報を共有してチームで見ていく必要がある。

学習参考文献

1) 日本救急医学会. 医学用語解説集. http://www.jaam.jp
2) 日本慢性期医療協会編:看護師特定行為研修テキスト―区分別科目編. 兵庫, メディス, 2015.
3) 村上　泰, ほか監修, 飯沼壽孝, ほか編. イラスト手術手技のコツ　耳鼻咽喉科・頭頸部外科　咽喉頭頸部編. 東京, 東京医学社, 2005.
4) ナーシング・グラフィカ. 基礎看護学②ヘルスアセスメント, 大阪, メディカ出版, 2004.
5) 山内豊明. フィジカルアセスメントガイドブック―目と手と耳でここまでわかる第2版. 東京, 医学書院, 2011.
6) 丸川征四郎編. 気管切開―外科的気道確保のすべて. 埼玉, 医学図書出版, 2002.
7) 医療安全調査機構. 警鐘事例. http://www.medsafe.jp
8) 淺村尚生. 淺村・呼吸器外科手術. 東京, 金原出版, 2011.
9) Thomas W, et al. General thoracic surgery (volume one) 7th ed. Philadelphia, USA, Lippincott Williams and Wilkins, 2009.

引用参考文献

1) 日本救急医学会. 医学用語解説集. http://www.jaam.jp
2) 寺田春水, 藤田恒夫. 解剖実習の手引き第8版, 東京, 南山堂, 1978, 125.
3) 森　正和, ほか. 経皮的気管切開と輪状甲状膜切開:その手技と問題点. 日本集中医誌. (14), 2007, 289-297.
4) Rajajee V, et al. Real-time ultrasound-guided percutaneous dilatational tracheostomy: a feasibility study. Crit Care. 15(1), 2011, R67.
5) Benumof JL. Management of the difficult adult airway. With special emphasis on awake tracheal intubation. Anesthesiolosy. 75 (6), 1991, 1087-1110.
6) Practice guidelines for management of the difficult airway: an updated report by the American Society of Anesthesiologists Task Force on Management of the Difficult Airway. Anesthesiology. 98, 2003, 1269-1277.
7) Adetola M, et al. Factors Associated with Insomnia among Elderly Patients Attending a Geriatric Centre in Nigeria Current Gerontology and Geriatrics Research Volume 2014, Article ID 780535, 10 pages　http://dx.doi.org/10.1155/2014/780535
8) L-Ganzouri AR, et al. Preoperative airway assessment: predictive value of a multivariate risk index. Anesth Analg. 82(6), 1996, 1197-1204.
9) ナーシング・グラフィカ. 基礎看護学②ヘルスアセスメント, 大阪, メディカ出版, 2004.
10) 山内豊明. フィジカルアセスメントガイドブック―目と手と耳でここまでわかる第2版. 東京, 医学書院, 2011.
11) 丸川征四郎編. 気管切開―外科的気道確保のすべて. 埼玉, 医学図書出版, 2002, 7-12.
12) 日本医療安全調査機構. 気管切開術後1週間のリスク管理. http://www.medsafe.jp/activ_alarm/activ_alarm_001.pdf
13) Boulain T, et al. Unplanned extubations in the adult intensive care unit: a prospective multicenter study. Am J Respir Crit Care Med. 157(4), 1998, 1131-1137.

2章 特定行為ごと学ぶべき事項

特定行為区分に含まれる特定行為に

気管カニューレの交換

到達目標

・医師の指示の下、手順書により、気管カニューレの状態（カニューレ内の分泌物の貯留、内腔の狭窄の有無等）、身体所見（呼吸状態等）および検査結果〔経皮的動脈血酸素飽和度（SpO_2）等〕等が医師から指示された病状の範囲にあることを確認し、留置されている気管カニューレの交換を行う。

1 気管カニューレの適応と禁忌

2 気管カニューレの構造と選択

3 気管カニューレの交換の手技

4 気管カニューレの交換の困難例の種類とその対応

1 気管カニューレの適応と禁忌

Point✎

気管カニューレの適応となる疾患・病態は多岐にわたり、さまざまな診療科において使用されている。気管カニューレの交換を実際に行う前に、気管カニューレの適応・長所・合併症について理解しておく必要がある。また交換の前に行う気管吸引についても、適応・禁忌・注意すべき点について理解しておかなければならない。

気管カニューレの適応

気管カニューレは、気管切開チューブとも呼ばれる。気管切開を行い、気管カニューレの留置や交換を行うのは以下のような場合があげられる[1]。

① 一般的な適応

①ほぼ永続的に人工呼吸管理を必要とする場合。

②気管内挿管もしくは人工呼吸管理からの離脱が可能であるが、短期的には困難な場合：気管内挿管による同一カニューレの長期留置により喉頭浮腫を生じ、抜管直後に気道閉塞をきたすことがある[2]。また、感染のリスクが上がる、カニューレによる圧迫部位の潰瘍・壊死が起こるなどの可能性がある。はっきりとしたエビデンスはないが、実際の臨床ではおおよそ1〜2週間程度を目安として気管切開、気管カニューレによる管理に移行することが多い。

③気道確保の手段として気管内挿管が困難な場合。

④気道内分泌物過多、もしくは喀出が不可能か著しく困難な場合。

② 診療科による適応疾患など

①神経内科：筋萎縮性側索硬化症（amyotrophic lateral sclerosis：ALS）、デュシェンヌ型筋ジストロフィー、重症筋無力症、ギラン・バレー症候群など。

②呼吸器内科：慢性閉塞性肺疾患（chronic obstructive pulmonary disease：COPD）の急性増悪、間質性肺炎の急性増悪、重症肺炎による呼吸不全など。

③耳鼻咽喉科：急性喉頭蓋炎、頭頸部腫瘍、両側声帯麻痺など。

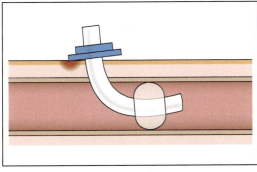
図1. カニューレの接触による皮膚障害

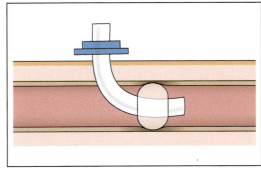
図2. カフによる圧迫

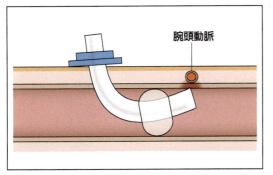
図3. カニューレ先端による粘膜障害（および気管腕頭動脈瘻）

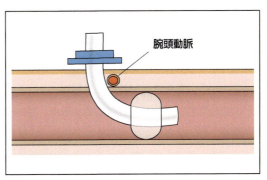
図4. 気管腕頭動脈瘻（腕頭動脈高位走行）

④脳神経外科：脳血管障害など。
⑤麻酔科および外科領域全般：麻酔導入時の気道確保困難症、術後全身状態が不安定で早期の抜管が困難な場合など。
⑥その他：植物状態の継続など。

❸ 気管カニューレの長所

①気道内分泌物の吸引が容易となる。
②口腔内ケアが容易となる。
③経口摂取が可能となる。
④適度の交換をすることにより、閉塞や感染のリスクを軽減できる。
⑤気管内挿管よりも**死腔**が少なくなり、換気効率が上がる。
⑥カニューレの種類により発声が可能となる。

❹ 気管カニューレの短所と合併症[3)]

①カニューレの接触部位の皮膚障害（**図1、2**）や疼痛。
②カフやカニューレ先端の接触部位の気道粘膜潰瘍。
③出血。
④チューブの種類によっては発声が不可能。

> **用語解説**
> **死腔（しくう）**
> 気道においてガス交換を行わない部分を指す。解剖学的死腔と生理学的死腔に分類されるが、気管カニューレ挿入によって挿管チューブ内の体積分である解剖学的死腔が軽減されることを指す。

重大となりうる合併症[4]

① 甲状腺およびその周囲からの出血

気管切開から早期に起こりうる合併症である。甲状腺やその周囲は血流が豊富なため、気管切開時に損傷するか、その後の刺激で出血を起こすことがある。この場合は気管孔よりも上部（頭側）からの出血であり、慌ててカニューレを抜去してはいけない。外科的な止血処置が必要となることが多く、医師に連絡すべきである。

② 気管腕頭動脈瘻[5]

気管カニューレを長期に使用した場合に起こりうる晩期合併症である。気管カニューレの先端が気管前壁に接触し、その先と**腕頭動脈**の走行が一致していた場合に動脈壁への刺激が起こり続け、最終的に破裂を起こすことがある（**図3、4**）。破裂した場合の致死率は高く、重大な合併症である。前兆として気管からの出血や、吸引チューブが気管カニューレの先端で引っかかるなどの現象が考えられており、その場合はただちに医師に連絡・相談をすべきである。

> **📖 用語解説**
>
> わんとうどうみゃく
> **腕頭動脈**
>
> 大動脈弓から分枝する動脈で、右鎖骨下動脈と右総頸動脈に分枝する。

気管吸引の適応

気管吸引の適応と禁忌については日本呼吸療法医学会により「気管吸引ガイドライン」が2005年に作成（2013年改訂）されており、それに準じて述べる[6,7]。

不必要な吸引は患者に苦痛を与え、合併症の可能性を高める。一方、必要な吸引を怠れば、最悪の場合は死に至らしめる。したがって、気管吸引を行うかどうかを適切にアセスメントすることは非常に重要である。

> **📖 用語解説**
>
> き かんきゅういん
> **気管吸引**
>
> 人工気道を含む気道からカテーテルを用いて機械的に分泌物をを除去するための準備、手技の実施、実施後の観察、アセスメントと感染管理を含む一連の流れのことをいう[6]。

① 適応となる患者

気管カニューレ留置のような人工気道を有している成人において、自身では気道内にある分泌物を効果的に喀出できない状態にある者。

② 適応となる状態とそのアセスメント

①患者自身の咳嗽やその他の侵襲性の少ない方法を実施したにもかかわらず、気道内から分泌物を喀出することが困難であり、以下の所見で気管内または気管カニューレ内に分泌物があると評価された場合に適応となる。1〜2時間ごとというように時間を決めてルーチンに行うべきではなく、必要と

判断された状況においてのみ気管吸引を行うことが推奨される。

i）努力性呼吸が強くなっている（呼吸仕事量増加所見：呼吸数増加、浅速呼吸、陥没呼吸、**補助筋活動の増加**、呼気延長など）。

ii）視覚的に確認できる（カニューレ内に分泌物が見える）。

iii）胸部聴診で気管から左右気管支にかけて分泌物の存在を示唆する複雑音〔低音性連続性ラ音（rhonchi）〕が聴取される。または、呼吸音の減弱が認められる。

iv）気道分泌物により咳嗽が誘発されている場合で、咳嗽に伴って気道分泌物の存在を疑わせる音が聞こえる（湿性咳嗽）。

v）胸部を触診しガスの移動に伴った振動が感じられる。

vi）誤嚥した場合。

vii）ガス交換障害がある。動脈血ガス分析や経皮酸素飽和度モニターで低酸素血症を認める。

viii）人工呼吸器使用時。

a）量設定モード使用の場合：気道内圧の上昇を認める。

b）圧設定モード使用の場合：換気量の低下を認める。

c）フローボリュームカーブで、特徴的な「のこぎり歯状の波形」を認める。

②気道内分泌物培養や細胞診といった検査のサンプル採取のため。

気管吸引の禁忌と注意を要する状態

　気管吸引に絶対的な禁忌はない。気道の確保は生命維持のためにまず求められる処置であり、気道を開通させる気管吸引が禁忌になることは原則的にはない。しかし、気管吸引を行うことで生命に危険を及ぼす有害事象が生じたり、病態の悪化をきたすことがあるので、このような場合には十分に注意を払い気管吸引を行う。以下の場合には、十分な注意の下に、あるいは医師の監督の下に慎重に気管吸引を行うことが推奨される。

①低酸素血症：高濃度酸素を用いても酸素化が維持できない、高い**呼気終末陽圧**（positive end-expiratory pressure：PEEP）が必要な状態など。

②出血傾向、気管内出血：播種性血管内凝固症候群（disseminated intravascular coagulation：DIC）や**抗凝固療法**が行われている場合など。

③低心機能、心不全：昇圧薬を大量に必要としている場合など。

④頭蓋内圧亢進状態：頭蓋内の出血、広範囲の脳梗塞など。

⑤気道の過敏性が亢進している状態、吸引刺激で気管支痙攣が起こりやすい状態：破傷風患者や気管支喘息患者など。

⑥吸引刺激により容易に不整脈が出やすい状態。

⑦吸引刺激により病態悪化の可能性がある場合。

📖 用語解説
補助筋活動の増加

努力性呼吸時に使用される筋の活動増加を指す。呼吸補助筋は複数あるが、代表的なものは吸気時の胸鎖乳突筋や、呼気時の内肋間筋や腹筋がある。

📖 用語解説
呼気終末陽圧（PEEP）

人工呼吸器の設定の1つ。呼気の終末に肺胞の虚脱が起こらないようにするため、陽圧を保つようにする。

📖 用語解説
抗凝固療法

この場合はワルファリンや新規経口抗凝固薬だけではなく、アスピリン少量投与やクロピドグレルなどによる抗血栓療法など易出血性となる治療全般が含まれる。

2章
1　気管カニューレの適応と禁忌

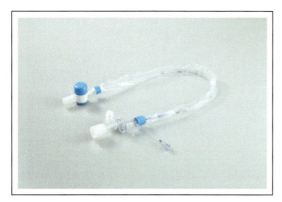 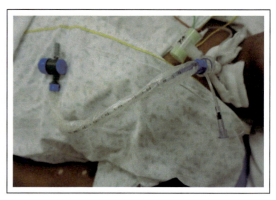

図5. 閉鎖式吸引回路（タイケアエクセル成人用、コヴィディエンジャパン株式会社）　　図6. 閉鎖式吸引回路を装着した状態

⑧気管からの分泌物が原因となり重篤な感染症を媒介するおそれがある場合：
排菌中の結核菌感染症、分泌物からメチシリン耐性黄色ブドウ球菌（MRSA）や**多剤耐性病原菌**などが検出されている場合など。

なお、気管吸引によって低酸素血症に陥りやすい人工呼吸中の患者では、閉鎖式吸引回路の使用が推奨される（**図5、6**）[6]。

> 📖 **用語解説**
>
> **多剤耐性病原菌**
>
> 器質特異型βラクタマーゼ（ESBL）産生菌、メタロβラクタマーゼ産生菌、バンコマイシン耐性腸球菌（VRE）、多剤耐性緑膿菌（MDRP）などを指す。喀痰培養検査の薬剤感受性結果を把握しておくことも重要である。

2 気管カニューレの構造と選択

> **Point**
> 気管カニューレには複数の種類がある。病態や目的によって使用するカニューレの種類が決定されるが、それぞれ構造的な特徴や長所・短所について知っておかなければならない。

　気管カニューレの種類はその構造により、①筒管（単管、複管）、②カフの有無、③吸引ラインの有無、④側孔の有無などで分類される。使い分けについては誤嚥の有無、発声機能の有無、内腔汚染の程度などを考慮して選択される[8]。代表的なカフ付き単管カニューレの構造を**図7**に示す。細部の名称はメーカーによって異なり、（　）内のような呼び方をすることもあるが、以下のようなもので構成されている。

①フレーム（ウイング、ネックフランジ）：固定に使用
②コネクタ（15 mm で共通）
③パイプ
④カフ
⑤インジケーターカフ（パイロットバルーン）
⑥シールバルブ（ルアーバルブ）
⑦吸引ライン
⑧スタイレット（**図8**）

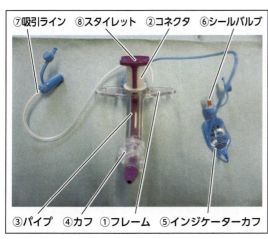

図7. カフ付き単管カニューレ

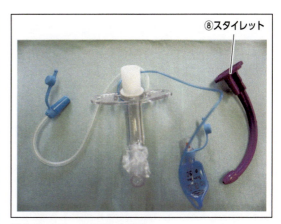

図8. スタイレットを抜いた状態

気管カニューレの種類と選択[9]

❶ 筒管

　シングルルーメンである単管か、外筒と内筒で構成される複管かということになる。複管の場合、背部に側溝があるため、内筒を除去することによりカフを膨らませた状態でも発声を行うことができる。ただし、この場合は誤嚥に注意が必要となる。また内腔汚染が激しい場合は内筒を除去し洗浄することで、短期間のうちにカニューレ本体を交換せずに継続使用することができる。

❷ カフの有無

　誤嚥がある場合や人工呼吸管理（陽圧換気）を行う場合にカフが必要となる[10, 11]。カフを使用すると発声はできず（複管式で内筒を除去した場合などは発声可能）、カフによる気管損傷や潰瘍などのリスクがある。また、小児においては通常カフなし（**図9**）を使用する。

❸ 吸引ラインの有無

　吸引ラインがある場合には、カフ上部の吸引を行うことができる。カフ上部とカニューレ先端部分の両方に吸引孔があるダブルサクションタイプもあるが、吸引ラインの突出部による肉芽形成などが起こる可能性がある。

❹ 側孔の有無

　側孔の存在（**図10**）によりカフの有無にかかわらず発声が可能となるが、誤嚥を起こす可能性も出てくる。

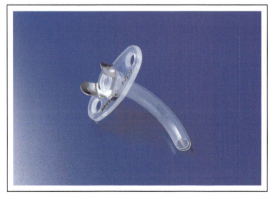

図9. カフなしカニューレ（高研式気管カニューレ複管、株式会社高研）

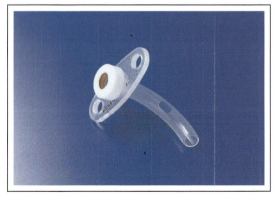

図10. 外筒後壁に側孔のあるカニューレ（スピーチカニューレ、株式会社高研）

❺ 特殊な気管カニューレ

- Tチューブ：気管カニューレ抜去困難症や気管狭窄症に使用される。
- 喉頭全摘術後用カニューレ：喉頭全摘術後の**永久気管孔**に形状を合わせたもの。
- レティナ（**図11**）：気切孔保持のために使用される。

図12に気管カニューレを選択する際のフローチャートを示す。

> **📖 用語解説**
> **永久気管孔（えいきゅうきかんこう）**
> 喉頭全摘術を行うと口腔と気道の交通がなくなるためにつくられる。そのため通常の気管切開と異なり、この孔を閉塞すると呼吸が不可能になる。

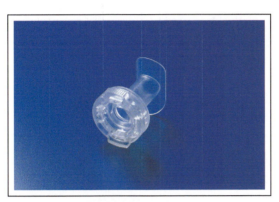

図11. レティナ（株式会社高研）

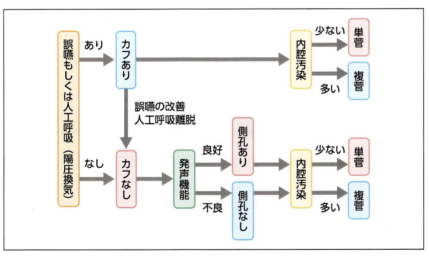

図12. 気管カニューレ選択のフローチャート
カフありからカフなしに切り替えるときは、耳鼻咽喉科医に紹介もしくは相談することが望ましい。
桜井一生，ほか．気管カニューレの種類と選択．JOHNS．29(10)，2013，1712-1725 を一部改変．

3 気管カニューレの交換の手技

Point✎

気管カニューレは気管内挿管チューブよりも容易で安全に交換することが可能である。本節においては主にカフありのカニューレ交換について述べるが、より安全に行えるよう、用意すべき物品や交換の手順、確認すべき事項についてよく覚えておかなければならない。また、起こりうるトラブルの原因と対策について知っておかなければならない。

呼吸管理において、気管内挿管チューブよりも容易かつ安全に交換できることが気管カニューレの利点の1つである。しかし、気管カニューレ自体は素材的に長期の使用に耐えられない。また、内腔の汚染や感染のリスクも考慮すると同一のものを長期間使用することは適切でなく、1〜2週間に一度はカニューレを交換することが望ましい。ただし、気管切開後における最初の気管カニューレ交換は瘻孔形成の確認なども必要であるため、医師により行われることが望ましい。瘻孔形成後は比較的容易にカニューレ交換を行うことができる。カニューレは2〜4週間程度で交換することもあるが、分泌物や汚染の状況により短期間で交換する場合もある。

交換時に準備すべき物品

①気管カニューレ本体（サイズに注意、医師に確認してもらう。挿入困難が予測される場合は1サイズ小さいものも準備することが望ましい）。

②潤滑油もしくはゼリー。

③固定用ひも（カニューレバンド、カニューレホルダー）。

④カフ用シリンジ（薬剤投与用シリンジと間違えないようにカラーシリンジを準備するほうが望ましい、**図13**）：カフなし気管カニューレの場合は不要。

⑤カフ圧計（**図14**）：カフなし気管カニューレの場合は不要。

⑥吸引チューブ。

⑦心電図モニター、パルスオキシメーター、血圧計。

⑧用手換気用品。

⑨ガウン、手袋、マスク。

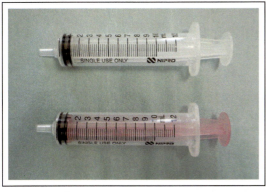
図13. シリンジ
下がカラーシリンジ

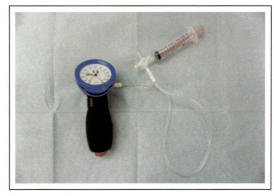
図14. カフ圧計

観察とアセスメント

- 分泌物により閉塞がないか：分泌物が乾燥すると吸引では十分な対応ができない。カニューレ交換を行わない場合は、呼吸状態の悪化を招く。
- 発声がないか：もし発声がある場合には、カフが破損している可能性がある。カニューレ交換を行わない場合には、誤嚥する危険性がある。経口摂取していなくても唾液などを誤嚥する可能性がある。
- 出血していないか：出血によりカニューレおよび気道が狭窄もしくは閉塞する可能性がある。カニューレ交換が必要となるが、この場合は出血源により外科的手技が必要になることがあるため単独で交換を行わず医師に連絡、確認すること。
- カニューレの汚染の程度はどうか：汚染が激しいとカニューレの狭窄や閉塞、感染症の原因となることがある。カニューレ交換を行わない場合は、呼吸状態の悪化や下気道感染症を起こす危険性がある。

交換の手順

①患者（もしくは家族）に気管カニューレ交換について説明する。気管カニューレ交換は、疼痛や咳嗽の誘発など患者にとって苦痛を伴う処置であることに留意する。
②パルスオキシメーター、心電図モニターを装着し、血圧などのバイタルサインをチェックする。
③手指の消毒を行い、ガウン、手袋、マスクを装着する。
④準備した気管カニューレのカフ漏れがないことをチェックする。
⑤カフのエアーを完全に抜き、気管カニューレ先端に潤滑油（もしくはゼリー）を塗布する。

⑥吸引ラインもしくは吸引チューブにより気管吸引を行う。カフ上部への吸引機能があるものはその部分の吸引を行う。また口腔内の吸引も行う。

⑦挿入されている古い気管カニューレの固定ひもをはずし、カフエアーを抜く。

⑧古い気管カニューレを抜去し、瘻孔の状態（出血、肉芽、皮膚の炎症の有無など）の観察を行う。

⑨新しい気管カニューレを挿入する（**図15〜17**）。

⑩カニューレのスタイレットを抜去する。

⑪カフエアーを注入し、カフ圧計でカフ圧の確認を行う。適切な**カフ圧**は20〜25 mmHgとされており[12,13]、35 mmHgを超えないようにする[11]。

⑫固定用ひもで固定を行う。ひもは締めすぎたり、ゆるすぎたりしないようにする。首と固定ひもの間におおよそ2指入る程度の余裕をもたせる[13]（**図18**）。伸縮性のあるカニューレバンドの場合はその限りではない[14]。

⑬呼吸状態やバイタルサインを確認する。

⑭患者に労いの言葉をかけ終了する。

> **用語解説**
> カフ圧（あつ）
> 下限圧は細菌など病原体が下気道に漏れないよう、上限圧は気管壁の動脈圧を超えることによって気管壁の壊死を防ぐために設定される。

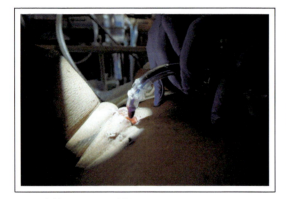

図15. 気管カニューレの挿入

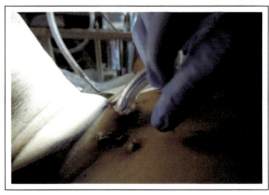

図16. 角度に気をつけながら挿入する

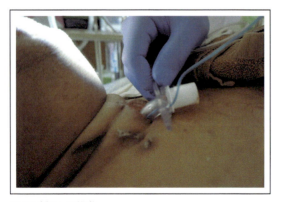

図17. 挿入した状態

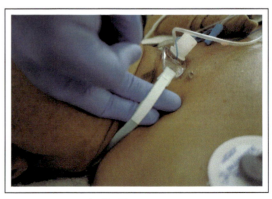

図18. カニューレバンドの固定
指が2本入るくらいの余裕をもたせて固定する。

交換時のトラブルと対策

①古い気管カニューレの抜去困難：カフエアーの抜き忘れなどをチェックする。決して力任せに抜去してはならない。カフエアーを抜いても抜去困難な場合は、無理に抜去せず医師に連絡する。

②新しい気管カニューレの挿入困難：瘻孔化が不十分である場合や、肉芽が形成されている場合に挿入困難となることがある。念のため1サイズ小さい気管カニューレを準備しておくことが望ましい。

③気管カニューレの皮下や縦隔への迷入：瘻孔化が不十分な場合に起こりうる。迷入した場合は気管カニューレから呼気が確認できなくなる。つまり、挿入した気管カニューレから呼気が確認できれば迷入しておらず、気管内に挿入されていることになる。

④スタイレットの抜き忘れ：③の場合を含め窒息につながる。特にカフが入っている状態では発声ができず、患者が呼吸困難をうまく伝えられないことに注意する。③と同様に気管カニューレからの呼気を確認していれば、スタイレットを抜き忘れていてもすぐにわかる。また、確認項目には交換（抜去）した器具の数や種類も必要で、新しく挿入したカニューレのスタイレットも入れておけば抜き忘れは防げる。

⑤出血：病状的に易出血性（DICや抗凝固療法中など）でないか確認しておく。

⑥カフ圧が適正であるのにリークがある：カニューレサイズが合っていないか、カニューレが正しく挿入されていない[12]（浅すぎる、抜けかけているなど）。カニューレサイズを確認し、違っていれば適切なサイズのカニューレで再挿入する。また、浅すぎたり、抜けかけていたら、きちんと奥まで入れ直す。

交換後の確認事項

①胸郭が挙上しているか。

②バイタルサイン。

③気管や瘻孔からの出血の有無。

④自覚症状の有無：カフありチューブ、側孔なしチューブでは発声ができないので患者は症状を伝えにくいことに留意する。「息が苦しいときは、左手を上げる」などの合図を決めておく。

4 気管カニューレの交換の困難例の種類とその対応

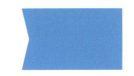

Point

気管カニューレの交換は比較的容易で安全な手技であるが、困難な例も存在する。手技としてカニューレの抜去や挿入が困難な場合、気管切開からの時期により交換の難易度が上がる場合、患者側の理解力の問題など、どのような原因で交換困難となりうるかを知っておかなければならない。また、それぞれの場合における対応についても理解しておく必要がある。

気管カニューレは、気管内チューブよりも交換が容易かつ安全であることが利点であるが、さまざまな理由で困難となることがある。

瘻孔が完成される前に交換を要する場合

気管切開から瘻孔が完成されるまで約2週間かかるといわれているが、それまでに誤って気管カニューレが抜けた、気道分泌物により気管カニューレが狭窄・閉塞し呼吸状態や酸素化が悪化したなどによりカニューレの交換を余儀なくされる場合がある。この場合、再挿入が困難となることがあるが、無理に挿入するとカニューレ先端が皮下や縦隔に迷入したりするなどの重大な結果を生む可能性がある。したがって、交換の必要性が生じないよう、気道分泌物によるカニューレ内の狭窄や閉塞が起こらないように気をつけるべきである。

交換が必要な場合の対応として以下のようなことがあげられるが、いずれにしても医師と相談もしくは医師に対応を要請することが望ましい。

- 1サイズ小さいカニューレを準備する。
- 気管鈎（**図19**）で瘻孔の状態を確認しながら挿入を行う（**図20**）。
- 気管支鏡をカニューレ内に通し、瘻孔から気管にかけて観察を行いながら挿入する。

気管孔の肉芽・瘢痕形成による狭窄

肉芽や瘢痕は気管孔の上縁にできることが多く、原因は気管カニューレの湾曲部による圧迫である。固定ひもによる上方への牽引力が強いと起こりや

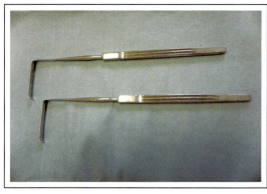
図 19. 気管鈎

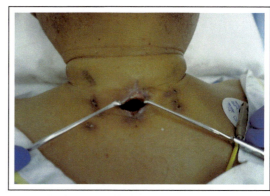
図 20. 気管鈎を用いた瘻孔の確認

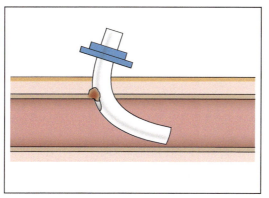
図 21. 側孔内への肉芽形成

すく、短頸・肥満の患者でも起こりやすい[4]。対応としてカニューレの種類変更や肉芽・瘢痕の除去などがあげられる。

また、側孔ありの気管カニューレの場合、側孔が気管内にすべて入っていないと側孔に向かって肉芽ができることがある（**図 21**）。側孔全体がしっかり気管腔内に入るように挿入すべきである。

患者の体動が顕著な場合

認知症・せん妄などで患者が理解できない、指示に従えない、カニューレ交換中に安静にできない場合などである。患者が比較的指示に従える、理解できるタイミングでカニューレ交換を行うべきであるが、出血やカニューレ内の狭窄などで患者の苦痛や呼吸困難が顕著な場合は安静を保つことが困難なこともあり、そのような場合は鎮静も考慮する。ただし、気管カニューレを使用している病態は鎮静によって呼吸状態が悪化しやすいことが多いため、慎重に検討すべきである。

> **用語解説**
> **認知症・せん妄での注意点**
>
> 気管カニューレの交換が可能な場合でも、交換後の自覚症状の有無を確認しづらいことがあり注意が必要である。鎮静をかけた場合でも交換後の自覚症状の確認が困難になる点では同様である。

その他

　理由にかかわらず、気管カニューレの挿入がどうしても困難な場合は、経口・経鼻挿管を再度行うことも考慮する必要があり、ただちに医師に連絡する。

おわりに

　看護師の特定行為として気管カニューレの交換を行う場合は、施設や看護師の経験・技術によって手順書の内容が異なると考えられる。合併症や挿入困難例を含め、特定行為の手順書に含まれない事象が起こった場合は迷わず医師に連絡し対応を検討すべきである。

学習参考文献

1）道又元裕監修，呉屋朝幸，ほか編. 見てわかる呼吸器ケア　看護手順と疾患ガイド. 東京，照林社，2013.
2）岡元和文，ほか編. パーフェクトガイド　呼吸管理とケア—病態生理から学ぶ臨床のすべて. 東京，総合医学社，2012.
3）角田直枝編. よくわかる在宅看護 改訂第2版. 東京，学研メディカル秀潤社，2016.
4）廣瀬　稔編. 人工呼吸ケア実践ガイド. 東京，学研メディカル秀潤社，2011.
5）日本慢性期医療協会編. 看護師特定行為研修テキスト—区分別科目編. 兵庫，メディス，2015.

引用参考文献

1）De Leyn P, et al. Tracheotomy: clinical review and guidelines. Eur J Cardiothorac Surg. 32(3), 2007, 412-421.
2）佐々木　徹，ほか. 気管切開術の利点と欠点. JOHNS. 29(10), 2013, 1697-1700.
3）安本和正. 気道確保の合併症　新呼吸療法テキスト. 東京，アトムス，2012, 211-213.
4）鹿野真人. 気管切開術後の管理—合併症とその対策・予防. JOHNS. 29(10), 2013, 1715-1720.
5）平林秀樹. 気管腕頭動脈瘻. 呼吸. 29(9), 2010, 912-916.
6）日本呼吸療法医学会気管吸引ガイドライン作成ワーキンググループ. 気管吸引のガイドライン 2013(成人で人工呼吸を有する患者のための). 人工呼吸. 30, 2013, 75-91.
7）前田聖代，ほか. 気管吸引のガイドラインとは？　パーフェクトガイド　呼吸管理とケア—病態生理から学ぶ臨床のすべて. 東京，総合医学社，2012, 214-215.
8）桜井一生，ほか. 気管カニューレの種類と選択. JOHNS. 29(10), 2013, 1721-1725.
9）松谷之義. 気管カニューレの交換　看護師特定行為研修テキスト—区分別科目編. 兵庫，メディス，2015, 91-100.
10）永野達也，ほか. 気道確保：人工気道の種類と適応. クリニカルエンジニアリング別冊，人工呼吸療法改訂第4版—各種機器の特徴と保守管理，呼吸管理のポイント. 東京，学研メディカル秀潤社，2007, 300-305.
11）廣瀬　稔. 気道管理　人工呼吸ケア実践ガイド. 東京，学研メディカル秀潤社，2011, 65-71.
12）森安恵実. 気管切開下チューブの固定方法は？　パーフェクトガイド　呼吸管理とケア—病態生理から学ぶ臨床のすべて. 東京，総合医学社，2012, 224-226.
13）齋藤恵美子. 気管カニューレ よくわかる在宅看護第2版. 東京，学研メディカル秀潤社，2016, 77-83.
14）塚原大輔. 気管切開の管理　見てわかる呼吸器ケア. 看護手順と疾患ガイド. 東京，照林社，2013, 45-51.

資料編

特定行為に係る看護師の研修制度の概要

本資料編は、2021年4月時点までの厚生労働省令等の内容に対応しています。

特定行為に係る看護師の研修制度の概要

　特定行為に係る看護師の研修制度は、「地域における医療及び介護の総合的な確保を推進するための関係法律の整備等に関する法律」（平成26年法律第83号）により、「保健師助産師看護師法」（昭和23年法律第203号）の一部が改正され、平成27年10月1日から施行されることとなった。これに伴い、平成27年3月13日に、「保健師助産師看護師法第37条の2第2項第1号に規定する特定行為及び同項第4号に規定する特定行為研修に関する省令」（平成27年厚生労働省第33号、以下、「特定行為研修省令」という）が公布され、同10月1日から施行されることとなった。
　この新たな研修制度は、看護師が手順書により行う特定行為を標準化することにより、今後の在宅医療等を支えていく看護師を計画的に育成していくことを目的としている。

制度創設の目的

　2025年に向けて、さらなる在宅医療などの推進を図っていくためには、個別に熟練した看護師のみでは足りず、医師の判断を待たずに、手順書により、一定の診療の補助を行う看護師を養成し、確保する必要がある。本制度では、診療の補助のうち、実践的な理解力、思考力及び判断力並びに高度かつ専門的な知識及び技能が特に必要とされるもの（特定行為）を明確化し、手順書により特定行為を行う看護師への研修が義務化されている。また、特定行為を手順書（医師又は歯科医師が看護師に診療の補助を行わせるためにその指示として作成する文書）により行う看護師は、指定研修機関（1又は2以上の特定行為区分に係る特定行為研修を行う学校、病院その他の者であって、厚生労働大臣が指定するもの）において、当該特定行為の特定行為区分に係る特定行為研修を受けなければならない（保健師助産師看護師法第37条の2　2015.10.1より施行）。

特定行為とは

　特定行為とは、診療の補助であって、看護師が手順書により行う場合は、実践的な理解力、思考力及び判断力並びに高度かつ専門的な知識及び技能が特に必要とされるもので38行為である（**図1、表1**）。

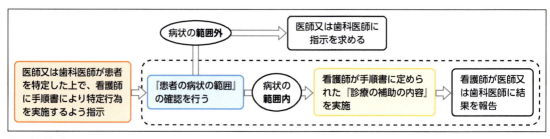

図1. 特定行為とは
厚生労働省「特定行為に係る看護師の研修制度」より引用

表 1. 特定行為 38 行為

* 「歯科医行為」の場合は「医師」を「歯科医師」と読み替えるものとする

特定行為	特定行為の概要
経口用気管チューブ又は経鼻用気管チューブの位置の調整	医師の指示の下、手順書により、身体所見（呼吸音、一回換気量、胸郭の上がり等）及び検査結果（経皮的動脈血酸素飽和度（SpO₂）、レントゲン所見等）等が医師から指示された病状の範囲にあることを確認し、適切な部位に位置するように、経口用気管チューブ又は経鼻用気管チューブの深さの調整を行う。
侵襲的陽圧換気の設定の変更	医師の指示の下、手順書により、身体所見（人工呼吸器との同調、一回換気量、意識レベル等）及び検査結果（動脈血液ガス分析、経皮的動脈血酸素飽和度（SpO₂）等）等が医師から指示された病状の範囲にあることを確認し、酸素濃度や換気様式、呼吸回数、一回換気量等の人工呼吸器の設定条件を変更する。
非侵襲的陽圧換気の設定の変更	医師の指示の下、手順書により、身体所見（呼吸状態、気道の分泌物の量、努力呼吸の有無、意識レベル等）及び検査結果（動脈血液ガス分析、経皮的動脈血酸素飽和度（SpO₂）等）等が医師から指示された病状の範囲にあることを確認し、非侵襲的陽圧換気療法（NPPV）の設定条件を変更する。
人工呼吸管理がなされている者に対する鎮静薬の投与量の調整	医師の指示の下、手順書により、身体所見（睡眠や覚醒のリズム、呼吸状態、人工呼吸器との同調等）及び検査結果（動脈血液ガス分析、経皮的動脈血酸素飽和度（SpO₂）等）等が医師から指示された病状の範囲にあることを確認し、鎮静薬の投与量の調整を行う。
人工呼吸器からの離脱	医師の指示の下、手順書により、身体所見（呼吸状態、一回換気量、努力呼吸の有無、意識レベル等）、検査結果（動脈血液ガス分析、経皮的動脈血酸素飽和度（SpO₂）等）及び血行動態等が医師から指示された病状の範囲にあることを確認し、人工呼吸器からの離脱（ウィーニング）を行う。
気管カニューレの交換	医師の指示の下、手順書により、気管カニューレの状態（カニューレ内の分泌物の貯留、内腔の狭窄の有無等）、身体所見（呼吸状態等）及び検査結果（経皮的動脈血酸素飽和度（SpO₂）等）等が医師から指示された病状の範囲にあることを確認し、留置されている気管カニューレの交換を行う。
一時的ペースメーカの操作及び管理	医師の指示の下、手順書により、身体所見（血圧、自脈とペーシングとの調和、動悸の有無、めまい、呼吸困難感等）及び検査結果（心電図モニター所見等）等が医師から指示された病状の範囲にあることを確認し、ペースメーカの操作及び管理を行う。
一時的ペースメーカリードの抜去	医師の指示の下、手順書により、身体所見（血圧、自脈とペーシングとの調和、動悸の有無、めまい、呼吸困難感等）及び検査結果（心電図モニター所見等）等が医師から指示された病状の範囲にあることを確認し、経静脈的に挿入され右心室内に留置されているリードを抜去する。抜去部は、縫合、結紮閉鎖又は閉塞性ドレッシング剤の貼付を行う。縫合糸で固定されている場合は抜糸を行う。
経皮的心肺補助装置の操作及び管理	医師の指示の下、手順書により、身体所見（挿入部の状態、末梢冷感の有無、尿量等）、血行動態（収縮期圧、肺動脈楔入圧（PCWP）、心係数（CI）、混合静脈血酸素飽和度（SvO₂）、中心静脈圧（CVP）等）及び検査結果（活性化凝固時間（ACT）等）等が医師から指示された病状の範囲にあることを確認し、経皮的心肺補助装置（PCPS）の操作及び管理を行う。
大動脈内バルーンパンピングからの離脱を行うときの補助の頻度の調整	医師の指示の下、手順書により、身体所見（胸部症状、呼吸困難感の有無、尿量等）及び血行動態（血圧、肺動脈楔入圧（PCWP）、混合静脈血酸素飽和度（SvO₂）、心係数（CI）等）等が医師から指示された病状の範囲にあることを確認し、大動脈内バルーンパンピング（IABP）離脱のための補助の頻度の調整を行う。
心嚢ドレーンの抜去	医師の指示の下、手順書により、身体所見（排液の性状や量、挿入部の状態、心タンポナーデ症状の有無等）及び検査結果等が医師から指示された病状の範囲にあることを確認し、手術後の出血等の確認や液体等の貯留を予防するために挿入されている状況又は患者の病態が長期にわたって管理され安定している状況において、心嚢部へ挿入・留置されているドレーンを抜去する。抜去部は、縫合、結紮閉鎖又は閉塞性ドレッシング剤の貼付を行う。縫合糸で固定されている場合は抜糸を行う。
低圧胸腔内持続吸引器の吸引圧の設定及びその変更	医師の指示の下、手順書により、身体所見（呼吸状態、エアリークの有無、排液の性状や量等）及び検査結果（レントゲン所見等）等が医師から指示された病状の範囲にあることを確認し、吸引圧の設定及びその変更を行う。
胸腔ドレーンの抜去	医師の指示の下、手順書により、身体所見（呼吸状態、エアリークの有無、排液の性状や量、挿入部の状態等）及び検査結果（レントゲン所見等）等が医師から指示された病状の範囲にあることを確認し、手術後の出血等の確認や液体等の貯留を予防するために挿入されている状況又は患者の病態が長期にわたって管理され安定している状況において、胸腔内に挿入・留置されているドレーンを、患者の呼吸を誘導しながら抜去する。抜去部は、縫合又は結紮閉鎖する。縫合糸で固定されている場合は抜糸を行う。
腹腔ドレーンの抜去（腹腔内に留置された穿刺針の抜針を含む。）	医師の指示の下、手順書により、身体所見（排液の性状や量、腹痛の程度、挿入部の状態等）等が医師から指示された病状の範囲にあることを確認し、腹腔内に挿入・留置されているドレーン又は穿刺針を抜去する。抜去部は、縫合、結紮閉鎖又は閉塞性ドレッシング剤の貼付を行う。縫合糸で固定されている場合は抜糸を行う。
胃ろうカテーテル若しくは腸ろうカテーテル又は胃ろうボタンの交換	医師の指示の下、手順書により、身体所見（ろう孔の破たんの有無、接着部や周囲の皮膚の状態、発熱の有無等）等が医師から指示された病状の範囲にあることを確認し、胃ろうカテーテル若しくは腸ろうカテーテル又は胃ろうボタンの交換を行う。
膀胱ろうカテーテルの交換	医師の指示の下、手順書により、身体所見（ろう孔の破たんの有無、接着部や周囲の皮膚の状態、発熱の有無等）等が医師から指示された病状の範囲にあることを確認し、膀胱ろうカテーテルの交換を行う。
中心静脈カテーテルの抜去	医師の指示の下、手順書により、身体所見（発熱の有無、食事摂取量等）及び検査結果等が医師から指示された病状の範囲にあることを確認し、中心静脈に挿入されているカテーテルを引き抜き、止血するとともに、全長が抜去されたことを確認する。抜去部は、縫合、結紮閉鎖又は閉塞性ドレッシング剤の貼付を行う。縫合糸で固定されている場合は抜糸を行う。
末梢留置型中心静脈注射用カテーテルの挿入	医師の指示の下、手順書により、身体所見（末梢血管の状態に基づく末梢静脈点滴実施の困難さ、食事摂取量等）及び検査結果等が医師から指示された病状の範囲にあることを確認し、超音波検査において穿刺静脈を選択し、経皮的に肘静脈又は上腕静脈を穿刺し、末梢留置型中心静脈注射用カテーテル（PICC）を挿入する。

表 1. 特定行為 38 行為（つづき）

特定行為	特定行為の概要
褥瘡又は慢性創傷の治療における血流のない壊死組織の除去	医師の指示の下、手順書により、身体所見（血流のない壊死組織の範囲、肉芽の形成状態、膿や滲出液の有無、褥瘡部周囲の皮膚の発赤の程度、感染徴候の有無等）、検査結果及び使用中の薬剤等が医師から指示された病状の範囲にあることを確認し、鎮痛が担保された状況において、血流のない遊離した壊死組織を滅菌ハサミ（剪刀）、滅菌鑷子等で取り除き、創洗浄、注射針を用いた穿刺による排膿等を行う。出血があった場合は圧迫止血や双極性凝固器による止血処置を行う。
創傷に対する陰圧閉鎖療法	医師の指示の下、手順書により、身体所見（創部の深さ、創部の分泌物、壊死組織の有無、発赤、腫脹、疼痛等）、血液検査結果及び使用中の薬剤等が医師から指示された病状の範囲にあることを確認し、創面全体を被覆剤で密封し、ドレナージ管を接続し吸引装置の陰圧の設定、モード（連続、間欠吸引）選択を行う。
創部ドレーンの抜去	医師の指示の下、手順書により、身体所見（排液の性状や量、挿入部の状態、発熱の有無等）及び検査結果等が医師から指示された病状の範囲にあることを確認し、創部に挿入・留置されているドレーンを抜去する。抜去部は開放、ガーゼドレナージ又は閉塞性ドレッシング剤の貼付を行う。縫合糸で固定されている場合は抜糸を行う。
直接動脈穿刺法による採血	医師の指示の下、手順書により、身体所見（呼吸状態、努力呼吸の有無等）及び検査結果（経皮的動脈血酸素飽和度（SpO_2）等）等が医師から指示された病状の範囲にあることを確認し、経皮的に橈骨動脈、上腕動脈、大腿動脈等を穿刺し、動脈血を採取した後、針を抜き圧迫止血を行う。
橈骨動脈ラインの確保	医師の指示の下、手順書により、身体所見（呼吸状態、努力呼吸の有無、チアノーゼ等）及び検査結果（動脈血液ガス分析、経皮的動脈血酸素飽和度（SpO_2）等）等が医師から指示された病状の範囲にあることを確認し、経皮的に橈骨動脈から穿刺し、内套針に動脈血の逆流を確認後に針を進め、最終的に外套のカニューレのみを動脈内に押し進め留置する。
急性血液浄化療法における血液透析器又は血液透析濾過器の操作及び管理	医師の指示の下、手順書により、身体所見（血圧、体重の変化、心電図モニター所見等）、検査結果（動脈血液ガス分析、血中尿素窒素（BUN）、カリウム値等）及び循環動態等が医師から指示された病状の範囲にあることを確認し、急性血液浄化療法における血液透析器又は血液透析濾過装置の操作及び管理を行う。
持続点滴中の高カロリー輸液の投与量の調整	医師の指示の下、手順書により、身体所見（食事摂取量、栄養状態等）及び検査結果等が医師から指示された病状の範囲にあることを確認し、持続点滴中の高カロリー輸液の投与量の調整を行う。
脱水症状に対する輸液による補正	医師の指示の下、手順書により、身体所見（食事摂取量、皮膚の乾燥の程度、排尿回数、発熱の有無、口渇や倦怠感の程度等）及び検査結果（電解質等）等が医師から指示された病状の範囲にあることを確認し、輸液による補正を行う。
感染徴候がある者に対する薬剤の臨時の投与	医師の指示の下、手順書により、身体所見（尿混濁の有無、発熱の程度等）及び検査結果等が医師から指示された病状の範囲にあることを確認し、感染徴候時の薬剤を投与する。
インスリンの投与量の調整	医師の指示の下、手順書（スライディングスケールは除く）により、身体所見（口渇、冷汗の程度、食事摂取量等）及び検査結果（血糖値等）等が医師から指示された病状の範囲にあることを確認し、インスリンの投与量の調整を行う。
硬膜外カテーテルによる鎮痛剤の投与及び投与量の調整	医師の指示の下、手順書により、身体所見（疼痛の程度、嘔気や呼吸困難感の有無、血圧等）、術後経過（安静度の拡大等）及び検査結果等が医師から指示された病状の範囲にあることを確認し、硬膜外カテーテルからの鎮痛剤の投与及び投与量の調整を行う（患者自己調節鎮痛法（PCA）を除く）。
持続点滴中のカテコラミンの投与量の調整	医師の指示の下、手順書により、身体所見（動悸の有無、尿量、血圧等）、血行動態及び検査結果等が医師から指示された病状の範囲にあることを確認し、持続点滴中のカテコラミン（注射薬）の投与量の調整を行う。
持続点滴中のナトリウム、カリウム又はクロールの投与量の調整	医師の指示の下、手順書により、身体所見（口渇や倦怠感の程度、不整脈の有無、尿量等）及び検査結果（電解質、酸塩基平衡等）等が医師から指示された病状の範囲にあることを確認し、持続点滴中のナトリウム、カリウム又はクロール（注射薬）の投与量の調整を行う。
持続点滴中の降圧剤の投与量の調整	医師の指示の下、手順書により、身体所見（意識レベル、尿量の変化、血圧等）及び検査結果等が医師から指示された病状の範囲にあることを確認し、持続点滴中の降圧剤（注射薬）の投与量の調整を行う。
持続点滴中の糖質輸液又は電解質輸液の投与量の調整	医師の指示の下、手順書により、身体所見（食事摂取量、栄養状態、尿量、水分摂取量、不感蒸泄等）等が医師から指示された病状の範囲にあることを確認し、持続点滴中の糖質輸液、電解質輸液の投与量の調整を行う。
持続点滴中の利尿剤の投与量の調整	医師の指示の下、手順書により、身体所見（口渇、血圧、尿量、水分摂取量、不感蒸泄等）及び検査結果（電解質等）等が医師から指示された病状の範囲にあることを確認し、持続点滴中の利尿剤（注射薬）の投与量の調整を行う。
抗けいれん剤の臨時の投与	医師の指示の下、手順書により、身体所見（発熱の程度、頭痛や嘔吐の有無、発作の様子等）及び既往の有無等が医師から指示された病状の範囲にあることを確認し、抗けいれん剤を投与する。
抗精神病薬の臨時の投与	医師の指示の下、手順書により、身体所見（興奮状態の程度や継続時間、せん妄の有無等）等が医師から指示された病状の範囲にあることを確認し、抗精神病薬を投与する。
抗不安薬の臨時の投与	医師の指示の下、手順書により、身体所見（不安の程度や継続時間等）等が医師から指示された病状の範囲にあることを確認し、抗不安薬を投与する。
抗癌剤その他の薬剤が血管外に漏出したときのステロイド薬の局所注射及び投与量の調整	医師の指示の下、手順書により、身体所見（穿刺部位の皮膚の発赤や腫脹の程度、疼痛の有無等）及び漏出した薬剤の量等が医師から指示された病状の範囲にあることを確認し、副腎皮質ステロイド薬（注射薬）の局所注射及び投与量の調整を行う。

厚生労働省「【通知】保健師助産師看護師法第三十七条の二第二項第一号に規定する特定行為及び同項第四号に規定する特定行為研修に関する省令の施行等について」別紙1より引用

● 看護師の業務範囲に関する法律の整理

　医事法制上、医行為（当該行為を行うに当たり、医師の医学的判断及び技術をもってするのでなければ人体に危害を及ぼし、又は危害を及ぼすおそれのある行為）について、自身の判断により実施することができるのは医師に限定されている。しかしながら、看護師も医学的判断及び技術に関連する内容を含んだ専門教育を受け、一定の医学的な能力を有していることにかんがみ、一定の医行為（診療の補助）については、その能力の範囲内で実施できるか否かに関する医師の医学的判断を前提として、看護師も実施することができることとされている。

　厚生労働大臣に認定を受けた指定研修機関において、一定の研修を受けたものが、医師の指示（いわゆる手順書）に基づいてできる診療の補助行為である。医行為に近い範疇の診療補助である（**図2**）。

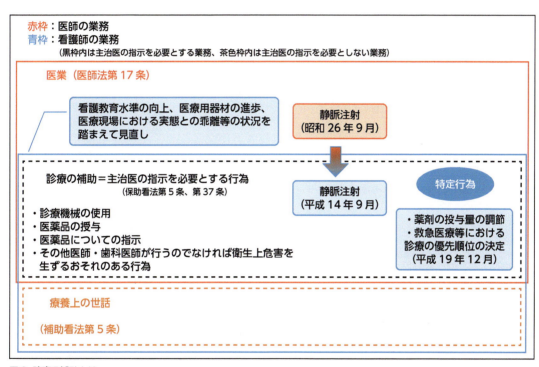

図2. 診療の補助とは
厚生労働省「特定行為に係る看護師の研修制度」より引用

● 特定行為区分とは

　特定行為区分とは、特定行為の区分であって、21区分である（**表2**）。

表2. 特定行為区分21区分38行為

特定行為区分	特定行為	特定行為区分	特定行為
呼吸器（気道確保に係るもの）関連	経口用気管チューブ又は経鼻用気管チューブの位置の調整	創傷管理関連	褥瘡又は慢性創傷の治療における血流のない壊死組織の除去
呼吸器（人工呼吸療法に係るもの）関連	侵襲的陽圧換気の設定の変更		創傷に対する陰圧閉鎖療法
	非侵襲的陽圧換気の設定の変更	創部ドレーン管理関連	創部ドレーンの抜去
	人工呼吸管理がなされている者に対する鎮静薬の投与量の調整	動脈血液ガス分析関連	直接動脈穿刺法による採血
	人工呼吸器からの離脱		橈骨動脈ラインの確保
呼吸器（長期呼吸療法に係るもの）関連	気管カニューレの交換	透析管理関連	急性血液浄化療法における血液透析器又は血液透析濾過器の操作及び管理
循環器関連	一時的ペースメーカの操作及び管理	栄養及び水分管理に係る薬剤投与関連	持続点滴中の高カロリー輸液の投与量の調整
	一時的ペースメーカリードの抜去		脱水症状に対する輸液による補正
	経皮的心肺補助装置の操作及び管理	感染に係る薬剤投与関連	感染徴候がある者に対する薬剤の臨時の投与
	大動脈内バルーンパンピングからの離脱を行うときの補助の頻度の調整	血糖コントロールに係る薬剤投与関連	インスリンの投与量の調整
心嚢ドレーン管理関連	心嚢ドレーンの抜去	術後疼痛管理関連	硬膜外カテーテルによる鎮痛剤の投与及び投与量の調整
胸腔ドレーン管理関連	低圧胸腔内持続吸引器の吸引圧の設定及びその変更	循環動態に係る薬剤投与関連	持続点滴中のカテコラミンの投与量の調整
	胸腔ドレーンの抜去		持続点滴中のナトリウム、カリウム又はクロールの投与量の調整
腹腔ドレーン管理関連	腹腔ドレーンの抜去（腹腔内に留置された穿刺針の抜針を含む）		持続点滴中の降圧剤の投与量の調整
ろう孔管理関連	胃ろうカテーテル若しくは腸ろうカテーテル又は胃ろうボタンの交換		持続点滴中の糖質輸液又は電解質輸液の投与量の調整
	膀胱ろうカテーテルの交換		持続点滴中の利尿剤の投与量の調整
栄養に係るカテーテル管理（中心静脈カテーテル管理）関連	中心静脈カテーテルの抜去	精神及び神経症状に係る薬剤投与関連	抗けいれん剤の臨時の投与
			抗精神病薬の臨時の投与
栄養に係るカテーテル管理（末梢留置型中心静脈注射用カテーテル管理）関連	末梢留置型中心静脈注射用カテーテルの挿入		抗不安薬の臨時の投与
		皮膚損傷に係る薬剤投与関連	抗癌剤その他の薬剤が血管外に漏出したときのステロイド薬の局所注射及び投与量の調整

厚生労働省「【通知】保健師助産師看護師法第三十七条の二第二項第一号に規定する特定行為及び同項第四号に規定する特定行為研修に関する省令の施行等について」別紙2より引用

● 手順書とは

手順書とは、医師又は歯科医師が看護師に診察の補助を行わせるためにその指示として作成する文書又は電磁的記録であって、次に掲げる事項が定められているものであること（保健師助産師看護師法第37条の2第2項第2号、特定行為研修省令第3条第2項）。

手順書に定めるべき事項

①看護師に診療の補助を行わせる患者の病状の範囲

②診療の補助の内容

③当該手順書に係る特定行為の対象となる患者

④特定行為を行うときに確認すべき事項

⑤医療の安全を確保するために医師又は歯科医師との連絡が必要となった場合の連絡体制

⑥特定行為を行った後の医師又は歯科医師に対する報告の方法

特定行為研修とは

特定行為研修とは、看護師が手順書により特定行為を行う場合に特に必要とされる実践的な理解力、思考力及び判断力並びに高度かつ専門的な知識及び技能の向上を図るための研修であって、特定行為区分ごとに特定行為研修の基準に適合するものをいう。

● 基本理念

特定行為研修は、チーム医療のキーパーソンである看護師が、患者及び国民並びに医師又は歯科医師その他医療関係者から期待される役割を十分に担うため、医療安全に配慮し、在宅を含む医療現場において、高度な臨床実践能力を発揮できるよう、自己研鑽を継続する基盤を構築する者でなければならないとされている。

● 特定行為研修の内容

特定行為研修は、**図3**のような研修により構成される。

『共通科目』		『区分別科目』
全ての特定行為区分に共通するものの向上を図るための研修	＋	特定行為区分ごとに異なるものの向上を図るための研修

○共通科目の各科目及び区分別科目は、講義、演習又は実習により行う。
○共通科目の各科目及び区分別科目の履修の成果は、筆記試験その他の適切な方法により評価を行う。

図 3. 特定行為研修の内容
厚生労働省医政局看護課看護サービス推進室「看護師の特定行為研修の概要について」より引用

● 共通科目

共通科目は、看護師が手順書により特定行為を行う場合に特に必要とされる実践的な理解力、思考力及び判断力並びに高度かつ専門的な知識及び技能であって、全ての特定行為区分に共通するものの向上を図るための研修をいう。

共通科目の到達目標

1. 多様な臨床場面において重要な病態の変化や疾患を包括的にいち早くアセスメントする基本的な能力を身につける。
2. 多様な臨床場面において必要な治療を理解し、ケアを導くための基本的な能力を身につける。
3. 多様な臨床場面において患者の安心に配慮しつつ、必要な特定行為を安全に実践する能力を身につける。
4. 問題解決に向けて多職種と効果的に協働する能力を身につける。
5. 自らの看護実践を見直しつつ標準化する能力を身につける。

表 3. 共通科目の内容

科目	学ぶべき事項	時間	方法	評価方法
臨床病態生理学	臨床解剖学、臨床病理学、臨床生理学を学ぶ 1. 臨床解剖学 2. 臨床病理学 3. 臨床生理学	30	講義 演習	筆記試験
臨床推論	臨床診断学、臨床検査学、症候学、臨床疫学を学ぶ 1. 診療のプロセス 2. 臨床推論（症候学を含む）の理論と演習 3. 医療面接の理論と演習・実習 4. 各種臨床検査の理論と演習 　心電図 / 血液検査 / 尿検査 / 病理検査 / 微生物学検査 / 生理機能検査 / 　その他の検査 5. 画像検査の理論と演習 　放射線の影響 / 単純エックス線検査 / 超音波検査 /CT・MRI/ その他の 　画像検査 6. 臨床疫学の理論と演習	45	講義 演習 実習（医療面接）	筆記試験 各種実習の観察評価
フィジカルアセスメント	身体診察・診断学（演習含む）を学ぶ 1. 身体診察基本手技の理論と演習・実習 2. 部位別身体診察手技と所見の理論と演習・実習 　全身状態とバイタルサイン / 頭頸部 / 胸部 / 腹部 / 四肢・脊柱 / 泌尿・ 　生殖器 / 乳房・リンパ節 / 神経系 3. 身体診察の年齢による変化 　小児 / 高齢者 4. 状況に応じた身体診察 　救急医療 / 在宅医療	45	講義 演習 実習（身体診察手技）	筆記試験 各種実習の観察評価
臨床薬理学	薬剤学、薬理学を学ぶ 1. 薬物動態の理論と演習 2. 主要薬物の薬理作用・副作用の理論と演習 3. 主要薬物の相互作用の理論と演習 4. 主要薬物の安全管理と処方の理論と演習 ※年齢による特性（小児 / 高齢者）を含む	45	講義 演習	筆記試験
疾病・臨床病態概論	主要疾患の臨床診断・治療を学ぶ 主要疾患の病態と臨床診断・治療の概論 　循環器系 / 呼吸器系 / 消化器系 / 腎泌尿器系 / 内分泌・代謝系 / 免疫・膠 　原病系 / 血液・リンパ系 / 神経系 / 小児科 / 産婦人科 / 精神系 / 運動器系 　/ 感覚器系 / 感染症 / その他	30	講義 演習	筆記試験
	状況に応じた臨床診断・治療を学ぶ 1. 救急医療の臨床診断・治療の特性と演習 2. 在宅医療の臨床診断・治療の特性と演習	10		
医療安全学	特定行為の実践におけるアセスメント、仮説検証、意思決定、検査・診断過程（理論、演習・実習）を学ぶ中で以下の内容を統合して学ぶ 1. 特定行為実践に関連する医療倫理、医療管理、医療安全、ケアの質保証（Quality Care Assurance）を学ぶ 　①医療倫理 　②医療管理 　③医療安全 　④ケアの質保証 2. 特定行為研修を修了した看護師のチーム医療における役割発揮のための多職種協働実践（Inter Professional Work（IPW））（他職種との事例検討等の演習を含む）を学ぶ	45	講義 演習 実習（医療安全、チーム医療）	筆記試験 各種実習の観察評価
特定行為実践	①チーム医療の理論と演習 　②チーム医療の事例検討 　③コンサルテーションの方法 　④多職種協働の課題 3. 特定行為実践のための関連法規、意思決定支援を学ぶ 　①特定行為関連法規 　②特定行為実践に関連する患者への説明と意思決定支援の理論と演習 4. 根拠に基づいて手順書を医師、歯科医師等とともに作成し、実践後、手順書を評価し、見直すプロセスについて学ぶ 　①手順書の位置づけ 　②手順書の作成演習 　③手順書の評価と改良			
計		250		

厚生労働省「【通知】保健師助産師看護師法第三十七条の二第二項第一号に規定する特定行為及び同項第四号に規定する特定行為研修に関する省令の施行等について」別紙 3、5、7 より引用

● 区分別科目

　区分別科目は、看護師が手順書により特定行為を行う場合に特に必要とされる実践的な理解力、思考力及び判断力並びに高度かつ専門的な知識及び技能の向上を図るための研修であって、特定行為区分ごとに異なるものの向上を図るための研修である。

区分別科目の内容

1. 多様な臨床場面において当該特定行為を行うための知識、技術及び態度の基礎を身につける。
2. 多様な臨床場面において、医師又は歯科医師から手順書による指示を受け、実施の可否の判断、実施及び報告の一連の流れを適切に行うための基礎的な実践能力を身につける。

手順書の作成

　特定行為は診療の補助であり、手順書は、医師の指示の一種である。特定行為の実施に関しては、実施までにその患者を医師が診察したうえで指示を出すものである。

　手順書とは、診療行為の内容のひとつひとつの"手順"が記載されたものではなく、医師又は歯科医師が看護師に診療の補助を行わせるためにその指示として作成する文書（又は電磁的記録）であって、特定行為研修省令で示されている事項を含むものである。

　特定行為は、状況によって、実施に必要な判断や技術の難易度は変わる。それらを示したものである。よって、手順書は物品の準備から手技までのマニュアル等も含め、各研修実施病院での作成が求められる。また、ある特定行為に関する手順書は、患者の病状によって使い分け、病棟、外来、老健、在宅などと場面によって異なる場合もある。そして何よりも看護師の熟達度に応じたものが必要である。

患者の特定

　当該手順書に係る特定行為の対象となる患者とは、当該手順書が適用される患者の一般的な状態を指し、実際に手順書を適用する場面では、医師又は歯科医師が患者を具体的に特定した上で、看護師に対して手順書に特定行為を行うよう指示をする必要がある。

　医師が患者の診察を行い、「患者の特定」を行うところからがスタートである。患者の特定とは、特定行為を行う上での手順書の対象となる患者の一般的な状態であり、必要条件と考える。

病状の範囲

　手順書の対象となる患者の全身および局所の状態であり、特定行為を行う上での十分条件と考える。この状態なら、特定行為を実践してもよいという範囲である。看護師の能力に応じて、範囲を拡大してもよい。範囲外とは、病状が不安定で緊急性がある可能性があり、迅速に主治医、担当医、指導医のいずれかに連絡し、指示内容を報告する必要性がある場合のもの。しかし、状況によっては、緊急性があるからこそ、タイミング良く実施することが望ましい場合がある。こういった状況における行為は「臨時応急の手当」として、手順書から外すことが適切である。

表 4. 区分別科目の内容

区分別科目名	時間（計）	特定行為名	特定行為区分に含まれる特定行為に共通して学ぶべき事項		特定行為ごとに学ぶべき事項		方法	評価方法
			内容	時間	内容	時間		
呼吸器（気道確保に係るもの）関連	9	経口用気管チューブ又は経鼻用気管チューブの位置の調整	1．気道確保に関する局所解剖 2．経口用気管チューブ又は経鼻用気管チューブの位置の調整に関する病態生理 3．経口用気管チューブ又は経鼻用気管チューブの位置の調整に関するフィジカルアセスメント 4．経口又は経鼻気管挿管の目的 5．経口又は経鼻気管挿管の適応と禁忌 6．経口用気管チューブ又は経鼻用気管チューブの種類と適応 7．経口用気管チューブ又は経鼻用気管チューブによる呼吸管理 8．バックバルブマスク（BVM）を用いた用手換気	4	1．経口用気管チューブ又は経鼻用気管チューブの位置の調整の目的 2．経口用気管チューブ又は経鼻用気管チューブの位置の調整の適応と禁忌 3．経口用気管チューブ又は経鼻用気管チューブの位置の調整に伴うリスク（有害事象とその対策等） 4．経口用気管チューブ又は経鼻用気管チューブの位置の調整の手技	5	講義 実習※	筆記試験 実技試験（OSCE） 各種実習の観察評価
呼吸器（人工呼吸療法に係るもの）関連	29	侵襲的陽圧換気の設定の変更	1．人工呼吸療法の目的 2．人工呼吸療法の適応と禁忌 3．人工呼吸療法に関する局所解剖 4．人工呼吸療法を要する主要疾患の病態生理 5．人工呼吸療法を要する主要疾患のフィジカルアセスメント 6．人工呼吸器管理の適応と禁忌 7．人工呼吸器のメカニズム・種類・構造	5	1．侵襲的陽圧換気の設定の目的 2．侵襲的陽圧換気の設定条件の変更の適応と禁忌 3．侵襲的陽圧換気の設定条件の変更に伴うリスク（有害事象とその対策等） 4．侵襲的陽圧換気の選択と適応 5．侵襲的陽圧換気の設定条件の変更方法	6	講義 演習 実習※	筆記試験 各種実習の観察評価
		非侵襲的陽圧換気の設定の変更			1．非侵襲的陽圧換気の目的 2．非侵襲的陽圧換気の適応と禁忌 3．非侵襲的陽圧換気の設定条件の変更に伴うリスク（有害事象とその対策等） 4．非侵襲的陽圧換気の設定条件の選択 5．非侵襲的陽圧換気の設定条件の変更方法	6		
		人工呼吸管理がなされている者に対する鎮静薬の投与量の調整			1．人工呼吸管理がなされている者に対する鎮静の目的 2．人工呼吸管理がなされている者に対する鎮静の適応と禁忌 3．人工呼吸管理がなされている者に対する鎮静に伴うリスク（有害事象とその対策等） 4．人工呼吸管理がなされている者に対する鎮静薬の選択と投与量 5．人工呼吸管理がなされている者に対する鎮静の方法	6		
		人工呼吸器からの離脱			1．人工呼吸器からの離脱の目的 2．人工呼吸器からの離脱の適応と禁忌 3．人工呼吸器からの離脱に伴うリスク（有害事象とその対策等） 4．人工呼吸器からの離脱の方法	6		

表 4. 区分別科目の内容（つづき）

区分別科目名	時間（計）	特定行為名	特定行為区分に含まれる特定行為に共通して学ぶべき事項		特定行為ごとに学ぶべき事項		方法	評価方法
			内容	時間	内容	時間		
呼吸器（長期呼吸療法に係るもの）関連	8	気管カニューレの交換	1．気管切開に関する局所解剖 2．気管切開を要する主要疾患の病態生理 3．気管切開を要する主要疾患のフィジカルアセスメント 4．気管切開の目的 5．気管切開の適応と禁忌 6．気管切開に伴うリスク（有害事象とその対策等）	4	1．気管カニューレの適応と禁忌 2．気管カニューレの構造と選択 3．気管カニューレの交換の手技 4．気管カニューレの交換の困難例の種類とその対応	4	講義実習※	筆記試験実技試験（OSCE）各種実習の観察評価
循環器関連	20	一時的ペースメーカの操作・管理	1．一時的ペースメーカ、経皮的心肺補助装置、大動脈内バルーンパンピングに関する局所解剖 2．一時的ペースメーカ、経皮的心肺補助装置、大動脈内バルーンパンピングを要する主要疾患の病態生理 3．一時的ペースメーカ、経皮的心肺補助装置、大動脈内バルーンパンピングを要する主要疾患のフィジカルアセスメント	4	1．一時的ペースメーカの目的 2．一時的ペースメーカの適応と禁忌 3．一時的ペースメーカに伴うリスク（有害事象とその対策等） 4．ペーシング器機の種類とメカニズム 5．ペースメーカのモードの選択と適応 6．一時的ペースメーカの操作及び管理方法 7．患者・家族への指導及び教育	4	講義演習実習※	筆記試験各種実習の観察評価
		一時的ペースメーカリードの抜去			1．一時的ペースメーカリードの抜去の目的 2．一時的ペースメーカリードの抜去の適応と禁忌 3．一時的ペースメーカリードの抜去に伴うリスク（有害事象とその対策等） 4．一時的ペースメーカリードの抜去の方法	4	講義実習※	
		経皮的心肺補助装置の操作及び管理			1．経皮的心肺補助装置の目的 2．経皮的心肺補助装置の適応と禁忌 3．経皮的心肺補助装置とそのリスク（有害事象とその対策等） 4．経皮的心肺補助装置のメカニズム 5．経皮的心肺補助装置の操作及び管理の方法	4	講義演習実習※	
		大動脈内バルーンパンピングからの離脱を行うときの補助の頻度の調整			1．大動脈内バルーンパンピングの目的 2．大動脈内バルーンパンピングの適応と禁忌 3．大動脈内バルーンパンピングに伴うリスク（有害事象とその対策等） 4．大動脈内バルーンパンピングの操作及び管理の方法 5．大動脈内バルーンパンピングからの離脱のための補助の頻度の調整の適応と禁忌 6．大動脈内バルーンパンピングからの離脱のための補助の頻度の調整に伴うリスク（有害事象とその対策等） 7．大動脈内バルーンパンピングからの離脱の操作及び管理の方法	4	講義演習実習※	

表 4. 区分別科目の内容（つづき）

区分別科目名	時間（計）	特定行為名	特定行為区分に含まれる特定行為に共通して学ぶべき事項		特定行為ごとに学ぶべき事項		方法	評価方法
			内容	時間	内容	時間		
心嚢ドレーン管理関連	8	心嚢ドレーンの抜去	1．心嚢ドレナージに関する局所解剖 2．心嚢ドレナージを要する主要疾患の病態生理 3．心嚢ドレナージを要する主要疾患のフィジカルアセスメント 4．心嚢ドレナージの目的 5．心嚢ドレナージの適応と禁忌 6．心嚢ドレナージに伴うリスク（有害事象とその対策等）	4	1．心嚢ドレーンの抜去の適応と禁忌 2．心嚢ドレーンの抜去に伴うリスク（有害事象とその対策等） 3．心嚢ドレーンの抜去の方法と手技	4	講義 実習※	筆記試験 各種実習の観察評価
胸腔ドレーン管理関連	13	低圧胸腔内持続吸引器の吸引圧の設定及び設定の変更	1．胸腔ドレナージに関する局所解剖 2．胸腔ドレナージを要する主要疾患の病態生理 3．胸腔ドレナージを要する主要疾患のフィジカルアセスメント 4．胸腔ドレナージの目的 5．胸腔ドレナージの適応と禁忌 6．胸腔ドレナージに伴うリスク（有害事象とその対策等）	5	1．低圧胸腔内持続吸引の適応と禁忌 2．低圧胸腔内持続吸引に伴うリスク（有害事象とその対策等） 3．低圧胸腔内持続吸引器のメカニズムと構造 4．低圧胸腔内持続吸引器の吸引圧の設定及びその変更方法	4	講義 演習 実習※	筆記試験 各種実習の観察評価
		胸腔ドレーンの抜去			1．胸腔ドレーンの抜去の適応と禁忌 2．胸腔ドレーンの抜去に伴うリスク（有害事象とその対策等） 3．胸腔ドレーンの抜去の方法と手技	4	講義 実習※	
腹腔ドレーン管理関連	8	腹腔ドレーンの抜去（腹腔内に留置された穿刺針の抜針を含む）	1．腹腔ドレナージに関する局所解剖 2．腹腔ドレナージを要する主要疾患の病態生理 3．腹腔ドレナージを要する主要疾患のフィジカルアセスメント 4．腹腔ドレナージの目的 5．腹腔ドレナージの適応と禁忌 6．腹腔ドレナージに伴うリスク（有害事象とその対策等）	4	1．腹腔ドレーンの抜去の適応と禁忌 2．腹腔ドレーンの抜去に伴うリスク（有害事象とその対策等） 3．腹腔ドレーンの抜去の方法と手技	4	講義 実習※	筆記試験 各種実習の観察評価

表 4. 区分別科目の内容（つづき）

区分別科目名	時間（計）	特定行為名	特定行為区分に含まれる特定行為に共通して学ぶべき事項		特定行為ごとに学ぶべき事項		方法	評価方法
			内容	時間	内容	時間		
ろう孔管理関連	22	胃ろうカテーテル若しくは腸ろうカテーテル又は胃ろうボタンの交換	1. 胃ろう、腸ろう及び膀胱ろうに関する局所解剖 2. 胃ろう、腸ろう及び膀胱ろうを要する主要疾患の病態生理 3. 胃ろう、腸ろう及び膀胱ろうを要する主要疾患のフィジカルアセスメント 4. カテーテル留置と患者のQOL 5. カテーテルの感染管理 6. カテーテル留置に必要なスキンケア	10	1. 胃ろう及び腸ろうの目的 2. 胃ろう及び腸ろうの適応と禁忌 3. 胃ろう及び腸ろうに伴うリスク（有害事象とその対策等） 4. 栄養に関する評価 5. 胃ろう造設の意思決定ガイドライン 6. 胃ろう及び腸ろう造設術の種類 7. 胃ろう、腸ろうカテーテル及び胃ろうボタンの種類と特徴 8. 胃ろう、腸ろうカテーテル及び胃ろうボタンの交換の時期 9. 胃ろう、腸ろうカテーテル及び胃ろうボタンの交換の方法	6	講義 実習※	筆記試験 実技試験（OSCE） 各種実習の観察評価
		膀胱ろうカテーテルの交換			1. 膀胱ろうの目的 2. 膀胱ろうの適応と禁忌 3. 膀胱ろうに伴うリスク（有害事象とその対策等） 4. 膀胱ろう造設術 5. 膀胱ろうカテーテルの種類と特徴 6. 膀胱ろうカテーテルの交換の時期 7. 膀胱ろうカテーテルの交換の方法	6		
栄養に係るカテーテル管理（中心静脈カテーテル管理）関連	7	中心静脈カテーテルの抜去	1. 中心静脈カテーテルに関する局所解剖 2. 中心静脈カテーテルを要する主要疾患の病態生理 3. 中心静脈カテーテルを要する主要疾患のフィジカルアセスメント 4. 中心静脈カテーテルの目的 5. 中心静脈カテーテルの適応と禁忌 6. 中心静脈カテーテルに伴うリスク（有害事象とその対策等）	3	1. 中心静脈カテーテルの抜去の適応と禁忌 2. 中心静脈カテーテルの抜去に伴うリスク（有害事象とその対策等） 3. 中心静脈カテーテルの抜去の方法と手技	4	講義 実習※	筆記試験 各種実習の観察評価
栄養に係るカテーテル管理（末梢留置型中心静脈注射用カテーテル管理）関連	8	末梢留置型中心静脈注射用カテーテルの挿入	1. 末梢留置型中心静脈注射用カテーテルに関する局所解剖 2. 末梢留置型中心静脈注射用カテーテルを要する主要疾患の病態生理 3. 末梢留置型中心静脈注射用カテーテルを要する主要疾患のフィジカルアセスメント 4. 末梢留置型中心静脈注射用カテーテルの目的 5. 末梢留置型中心静脈注射用カテーテルの適応と禁忌 6. 末梢留置型中心静脈注射用カテーテルに伴うリスク（有害事象とその対策等）	3	1. 末梢留置型中心静脈注射用カテーテルの挿入の適応と禁忌 2. 末梢留置型中心静脈注射用カテーテルの挿入に伴うリスク（有害事象とその対策等） 3. 末梢留置型中心静脈注射用カテーテルの挿入の方法と手技	5	講義 実習※	筆記試験 実技試験（OSCE） 各種実習の観察評価

資料

特定行為に係る看護師の研修制度の概要

表 4. 区分別科目の内容（つづき）

区分別科目名	時間（計）	特定行為名	特定行為区分に含まれる特定行為に共通して学ぶべき事項		特定行為ごとに学ぶべき事項		方法	評価方法
			内容	時間	内容	時間		
創傷管理関連	34	褥瘡又は慢性創傷の治療における血流のない壊死組織の除去	1. 皮膚、皮下組織（骨を含む）に関する局所解剖 2. 主要な基礎疾患の管理 3. 全身・局所のフィジカルアセスメント 4. 慢性創傷の種類と病態 5. 褥瘡の分類、アセスメント・評価 6. 治癒のアセスメントとモニタリング（創傷治癒過程、TIME理論等） 7. リスクアセスメント 8. 褥瘡及び創傷治癒と栄養管理 9. 褥瘡及び創傷治癒と体圧分散 10. 褥瘡及び創傷治癒と排泄管理 11. DESIGN-Rに基づいた治療指針 12. 褥瘡及び創傷の診療のアルゴリズム 13. 感染のアセスメント 14. 褥瘡の治癒のステージ別局所療法 15. 下肢創傷のアセスメント 16. 下肢創傷の病態別治療 17. 創部哆開創のアセスメントと治療	12	1. 褥瘡及び慢性創傷の治療における血流のない壊死組織の除去の目的 2. 褥瘡及び慢性創傷の治療における血流のない壊死組織の除去の適応と禁忌 3. 褥瘡及び慢性創傷の治療における血流のない壊死組織の除去に伴うリスク（有害事象とその対策等） 4. DESIGN-Rに準拠した壊死組織の除去の判断 5. 全身状態の評価と除去の適性判断（タンパク量、感染リスク等） 6. 壊死組織と健常組織の境界判断 7. 褥瘡及び慢性創傷の治療における血流のない壊死組織の除去の方法 8. 褥瘡及び慢性創傷の治療における血流のない壊死組織の除去に伴う出血の止血方法	14	講義実習※	筆記試験実技試験（OSCE）各種実習の観察評価
		創傷に対する陰圧閉鎖療法			1. 創傷に対する陰圧閉鎖療法の種類と目的 2. 創傷に対する陰圧閉鎖療法の適応と禁忌 3. 創傷に対する陰圧閉鎖療法に伴うリスク（有害事象とその対策等） 4. 物理的療法の原理 5. 創傷に対する陰圧閉鎖療法の方法 6. 創傷に対する陰圧閉鎖療法に伴う出血の止血方法	8		筆記試験各種実習の観察評価
創部ドレーン管理関連	5	創部ドレーンの抜去	1. 創部ドレナージに関する局所解剖 2. 創部ドレナージを要する主要疾患の病態生理 3. 創部ドレナージを要する主要疾患のフィジカルアセスメント 4. 創部ドレナージの目的 5. 創部ドレナージの適応と禁忌 6. 創部ドレナージに伴うリスク（有害事象とその対策等）	2	1. 創部ドレーンの抜去の適応と禁忌 2. 創部ドレーンの抜去に伴うリスク（有害事象とその対策） 3. 創部ドレーンの抜去の方法と手技	3	講義実習※	筆記試験各種実習の観察評価
動脈血液ガス分析関連	13	直接動脈穿刺法による採血	1. 動脈穿刺法に関する局所解剖 2. 動脈穿刺法に関するフィジカルアセスメント 3. 超音波検査による動脈と静脈の見分け方 4. 動脈血採取が必要となる検査 5. 動脈血液ガス分析が必要となる主要疾患とその病態	5	1. 直接動脈穿刺法による採血の目的 2. 直接動脈穿刺法による採血の適応と禁忌 3. 穿刺部位と穿刺に伴うリスク（有害事象とその対策等） 4. 患者に適した穿刺部位の選択 5. 直接動脈穿刺法による採血の手技	4	講義実習※	筆記試験実技試験（OSCE）各種実習の観察評価
		橈骨動脈ラインの確保			1. 動脈ラインの確保の目的 2. 動脈ラインの確保の適応と禁忌 3. 穿刺部位と穿刺及び留置に伴うリスク（有害事象とその対策等） 4. 患者に適した穿刺及び留置部位の選択 5. 橈骨動脈ラインの確保の手技	4		

表 4. 区分別科目の内容（つづき）

区分別科目名	時間（計）	特定行為名	特定行為区分に含まれる特定行為に共通して学ぶべき事項		特定行為ごとに学ぶべき事項		方法	評価方法
			内容	時間	内容	時間		
透析管理関連	11	急性血液浄化療法における血液透析器又は血液透析濾過器の操作及び管理	1. 血液透析器及び血液透析濾過器のメカニズムと種類、構造 2. 血液透析及び血液透析濾過の方法の選択と適応 3. 血液透析器及び血液透析濾過器の操作及び管理の方法	4	1. 急性血液浄化療法に関する局所解剖 2. 急性血液浄化療法を要する主要疾患の病態生理 3. 急性血液浄化療法を要する主要疾患のフィジカルアセスメント 4. 急性血液浄化療法における透析の目的 5. 急性血液浄化療法に係る透析の適応と禁忌 6. 急性血液浄化療法に伴うリスク（有害事象とその対策等）	7	講義 演習 実習※	筆記試験 各種実習の観察評価
栄養及び水分管理に係る薬剤投与関連	16	持続点滴中の高カロリー輸液の投与量の調整	1. 循環動態に関する局所解剖 2. 循環動態に関する主要症候 3. 脱水や低栄養状態に関する主要症候 4. 輸液療法の目的と種類 5. 病態に応じた輸液療法の適応と禁忌 6. 輸液時に必要な検査 7. 輸液療法の計画	6	1. 低栄養状態に関する局所解剖 2. 低栄養状態の原因と病態生理 3. 低栄養状態に関するフィジカルアセスメント 4. 低栄養状態に関する検査 5. 高カロリー輸液の種類と臨床薬理 6. 高カロリー輸液の適応と使用方法 7. 高カロリー輸液の副作用と評価 8. 高カロリー輸液の判断基準(ペーパーシミュレーションを含む) 9. 低栄養状態の判断と高カロリー輸液のリスク（有害事象とその対策等） 10. 高カロリー輸液に関する栄養学	5	講義 演習 実習※	筆記試験 各種実習の観察評価
		脱水症状に対する輸液による補正			1. 脱水症状に関する局所解剖 2. 脱水症状の原因と病態生理 3. 脱水症状に関するフィジカルアセスメント 4. 脱水症状に関する検査 5. 脱水症状に対する輸液による補正に必要な輸液の種類と臨床薬理 6. 脱水症状に対する輸液による補正の適応と使用方法 7. 脱水症状に対する輸液による補正の副作用 8. 脱水症状に対する輸液による補正の判断基準（ペーパーシミュレーションを含む） 9. 脱水症状の程度の判断と輸液による補正のリスク（有害事象とその対策等）	5		

資料

特定行為に係る看護師の研修制度の概要

表 4. 区分別科目の内容（つづき）

区分別科目名	時間（計）	特定行為名	特定行為区分に含まれる特定行為に共通して学ぶべき事項		特定行為ごとに学ぶべき事項		方法	評価方法
			内容	時間	内容	時間		
感染に係る薬剤投与関連	29	感染徴候がある者に対する薬剤の臨時の投与	1. 感染症の病態生理 2. 感染症の主要症候と主要疾患 3. 感染症の診断方法 4. 主要感染症の診断方法 5. 主要疾患のフィジカルアセスメント	15	1. 抗生剤の種類と臨床薬理 2. 各種抗生剤の適応と使用方法 3. 各種抗生剤の副作用 4. 感染徴候がある者に対し使用するその他の薬剤の種類と臨床薬理 5. 感染徴候がある者に対し使用するその他の各種薬剤の適応と使用方法 6. 感染徴候がある者に対し使用するその他の各種薬剤の副作用 7. 病態に応じた感染徴候がある者に対する薬剤投与の判断基準（ペーパーシミュレーションを含む） 8. 感染徴候がある者に対する薬剤投与のリスク（有害事象とその対策等）	14	講義 演習 実習※	筆記試験 各種実習の観察評価
血糖コントロールに係る薬剤投与関連	16	インスリンの投与量の調整	1. 糖尿病とインスリン療法に関する局所解剖 2. 糖尿病とインスリン療法に関する病態生理 3. 糖尿病とインスリン療法に関するフィジカルアセスメント 4. インスリン療法の目的 5. 糖尿病とインスリン療法に関する検査（インスリン療法の導入基準を含む） 6. インスリン製剤の種類と臨床薬理 7. 各種インスリン製剤の適応と使用方法 8. 各種インスリン製剤の副作用	6	1. 病態に応じたインスリン製剤の調整の判断基準（ペーパーシミュレーションを含む） 2. 病態に応じたインスリンの投与量の調整のリスク（有害事象とその対策等） 3. 外来でのインスリン療法と入院の適応 4. インスリン療法に関する患者への説明	10	講義 演習 実習※	筆記試験 各種実習の観察評価
術後疼痛管理関連	8	硬膜外カテーテルによる鎮痛剤の投与及び投与量の調整	1. 硬膜外麻酔に関する局所解剖 2. 硬膜外麻酔を要する主要疾患の病態生理 3. 硬膜外麻酔を要する主要疾患のフィジカルアセスメント 4. 硬膜外麻酔の目的 5. 硬膜外麻酔の適応と禁忌 6. 硬膜外麻酔に伴うリスク（有害事象とその対策等）	4	1. 硬膜外麻酔薬の選択と投与量 2. 硬膜外カテーテルによる鎮痛剤の投与及び投与量の調整の方法	4	講義 演習 実習※	筆記試験 各種実習の観察評価

表 4. 区分別科目の内容（つづき）

区分別科目名	時間（計）	特定行為名	特定行為区分に含まれる特定行為に共通して学ぶべき事項		特定行為ごとに学ぶべき事項		方法	評価方法
			内容	時間	内容	時間		
循環動態に係る薬剤投与関連	28	持続点滴中のカテコラミンの投与量の調整	1．循環動態に関する局所解剖 2．循環動態に関する主要症候 3．循環動態の薬物療法を必要とする主要疾患の病態生理 4．循環動態の薬物療法を必要とする主要疾患のフィジカルアセスメント 5．輸液療法の目的と種類 6．病態に応じた輸液療法の適応と禁忌 7．輸液時に必要な検査 8．輸液療法の計画	8	1．カテコラミン製剤の種類と臨床薬理 2．各種カテコラミン製剤の適応と使用方法 3．各種カテコラミン製剤の副作用 4．病態に応じたカテコラミンの投与量の調整の判断基準（ペーパーシミュレーションを含む） 5．持続点滴中のカテコラミンの投与量の調整のリスク（有害事象とその対策等）	4	講義演習実習※	筆記試験各種実習の観察評価
		持続点滴中のナトリウム、カリウム又はクロールの投与量の調整			1．持続点滴によるナトリウム、カリウム又はクロールの投与の臨床薬理 2．持続点滴によるナトリウム、カリウム又はクロールの投与の適応と使用方法 3．持続点滴によるナトリウム、カリウム又はクロールの投与の副作用 4．病態に応じた持続点滴によるナトリウム、カリウム又はクロールの投与の調整の判断基準（ペーパーシミュレーションを含む） 5．持続点滴中のナトリウム、カリウム又はクロールの投与量の調整のリスク（有害事象とその対策等）	4		
		持続点滴中の降圧剤の投与量の調整			1．降圧剤の種類と臨床薬理 2．各種降圧剤の適応と使用方法 3．各種降圧剤の副作用 4．病態に応じた降圧剤の投与量の調整の判断基準（ペーパーシミュレーションを含む） 5．持続点滴中の降圧剤の投与量の調整のリスク（有害事象とその対策等）	4		
		持続点滴中の糖質輸液又は電解質輸液の投与量の調整			1．糖質輸液、電解質輸液の種類と臨床薬理 2．各種糖質輸液、電解質輸液の適応と使用方法 3．各種糖質輸液、電解質輸液の副作用 4．病態に応じた糖質輸液、電解質輸液の調整の判断基準（ペーパーシミュレーションを含む） 5．持続点滴中の糖質輸液、電解質輸液の投与量の調整のリスク（有害事象とその対策等）	4		
		持続点滴中の利尿剤の投与量の調整			1．利尿剤の種類と臨床薬理 2．各種利尿剤の適応と使用方法 3．各種利尿剤の副作用 4．病態に応じた利尿剤の調整の判断基準（ペーパーシミュレーションを含む） 5．持続点滴中の利尿剤の投与量の調整のリスク（有害事象とその対策等）	4		

表 4. 区分別科目の内容（つづき）

区分別科目名	時間（計）	特定行為名	特定行為区分に含まれる特定行為に共通して学ぶべき事項 内容	時間	特定行為ごとに学ぶべき事項 内容	時間	方法	評価方法
精神及び神経症状に係る薬剤投与関連	26	抗けいれん剤の臨時の投与	1. 精神・神経系の局所解剖 2. 神経学的主要症候 3. 精神医学的主要症候 4. 主要な神経疾患と病態生理 5. 主要な精神疾患と病態生理 6. 主要な神経疾患のフィジカルアセスメント 7. 主要な精神疾患の面接所見 8. 神経学的検査 9. 心理・精神機能検査 10. 精神・神経系の臨床薬理（副作用、耐性と依存性を含む）	8	1. けいれんの原因・病態生理 2. けいれんの症状・診断 3. 抗けいれん剤の種類と臨床薬理 4. 各種抗けいれん剤の適応と使用方法 5. 各種抗けいれん剤の副作用 6. 病態に応じた抗けいれん剤の投与の判断基準（ペーパーシミュレーションを含む） 7. 抗けいれん剤の投与のリスク（有害事象とその対策等）	6	講義 演習 実習※	筆記試験 各種実習の観察評価
		抗精神病薬の臨時の投与			1. 統合失調症の原因・病態生理 2. 統合失調症の症状・診断 3. 抗精神病薬の種類と臨床薬理 4. 各種抗精神病薬の適応と使用方法 5. 各種抗精神病薬の副作用 6. 病態に応じた抗精神病薬の投与とその判断基準（ペーパーシミュレーションを含む） 7. 抗精神病薬の投与のリスク（有害事象とその対策等）	6		
		抗不安薬の臨時の投与			1. 不安障害の原因・病態生理 2. 不安障害の症状・診断 3. 抗不安薬の種類と臨床薬理 4. 各種抗不安薬の適応と使用方法 5. 各種抗不安薬の副作用 6. 病態に応じた抗不安薬の投与の判断基準（ペーパーシミュレーションを含む） 7. 抗不安薬の投与のリスク（有害事象とその対策等）	6		
皮膚損傷に係る薬剤投与関連	17	抗癌剤その他の薬剤が血管外に漏出したときのステロイド薬の局所注射及び投与量の調整	1. 抗癌剤の種類と臨床薬理 2. 各種抗癌剤の適応と使用方法 3. 各種抗癌剤の副作用 4. ステロイド剤の種類と臨床薬理 5. ステロイド剤の副作用	11	1. 抗癌剤その他の薬剤が血管外に漏出したときの病態生理 2. 抗癌剤その他の薬剤が血管外に漏出したときの症候と診断（ペーパーシミュレーションを含む） 3. 抗癌剤その他の薬剤が血管外に漏出したときのステロイド薬の局所注射の適応と使用方法及び投与量の調整	6	講義 演習 実習※	筆記試験 各種実習の観察評価

（注）「実習※」は、患者に対する実技を含めること。
厚生労働省「【通知】保健師助産師看護師法第三十七条の二第二項第一号に規定する特定行為及び同項第四号に規定する特定行為研修に関する省令の施行等について」別紙 4、5、7 より引用

診療の補助の内容

特定行為の名称そのものである。病院で行う手技の手順（準備から片づけまで）ではない。手順書の補足として作成することが望ましい。

確認すべき事項

特定行為開始の実施前、実習中、実施後（直後と少し時間が経ってから）に確認すべき事項である。実施前の確認は、病状の範囲と合致しているのか確認されるものであるので、記載の重複は避け、「実施中」「実施後」に特定行為の効果の有無、合併症の有無などを確認する。

連絡体制

各医療現場で、時間帯による緊急時の対応方法（電話番号等）をあらかじめ決めておく。また、電話を受ける医師間の情報共有、申し送りも重要である。

報告方法

診療録への速やかな記載は不可欠である。それ以外の報告方法とタイミングを決めておく。

看護師の特定行為研修制度の見直しについて（図4）

看護師の特定行為に係る研修制度については、地域における医療及び介護の総合的な確保を推進するための関係法律の整備等に関する法律（平成26年法律第83号）附則第2条第4項の「この法律の公布後五年を目途として、その施行の状況等を勘案し、必要があると認めるときは、所要の見直しを行うこと」との規定を踏まえ、医道審議会保健師助産師看護師分科会看護師特定行為・研修部会において、見直しについて検討された。

現在の特定行為研修制度の現状を踏まえ、さらなる制度の普及、特定行為研修修了者を確保するため、看護師が受講しやすい研修内容のあり方について、研修内容の精錬化による研修時間数が短縮できるよう、実施頻度が高い特定行為を領域別にパッケージ化することとなった。パッケージ化された「在宅・慢性期領域」「外科術後病棟管理領域」「術中麻酔管理領域」の3つの領域は、平成31年4月に「領域別パッケージ研修」として、それぞれ行われるようになった。

令和元年10月には、領域別パッケージ研修に「救急領域」が追加された。さらに、令和2年3月に「外科系基本領域」、令和2年10月には「集中治療領域」が追加された。

引用文献

1. 平成27年3月17日　厚生労働省医政局長発出　医政発第0317第1号　【通知】保健師助産師看護師法第三十七条の二第二項第一号に規定する特定行為及び同項第四号に規定する特定行為研修に関する省令の施行等について（最終改正令和2年10月30日）
2. 平成28年2月 公益社団法人　全日本病院協会（看護師特定行為研修検討プロジェクト委員会）特定行為に係る手順書例集

特定行為研修制度のパッケージ化によるタスクシフトについて（図4）

○ 外科の術後管理など、特定の領域において頻繁に行われる一連の医行為についてパッケージ化し研修することで特定行為研修修了者を確保する。
○ 2024年までに特定行為研修パッケージの研修修了者を1万人程度養成することにより、こうしたタスクシフトを担うことが可能である。

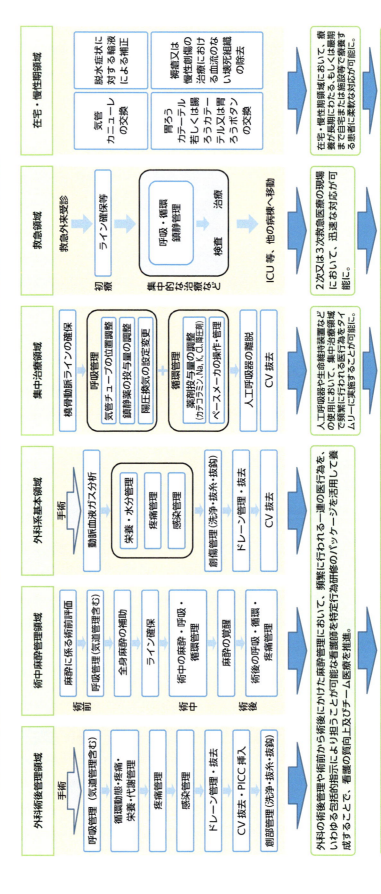

（一連の流れの中で特定行為研修修了者がパッケージに含まれる特定行為を手順書にもとづき実施）

························· MEMO ·······························

·· MEMO ··

······························· MEMO ·······························

MEMO

MEMO

MEMO

MEMO

看護師特定行為区分別科目研修テキスト

呼吸器（長期呼吸療法に係るもの）関連

2018年12月20日発行　第1版第1刷©
2022年 9 月10日発行　第1版第3刷

制　作　一般社団法人地域医療機能推進学会（JCHS）
監　修　独立行政法人地域医療機能推進機構（JCHO）
企　画　独立行政法人地域医療機能推進機構本部
　　　　企画経営部患者サービス推進課

発行者　長谷川 翔
発行所　株式会社メディカ出版
　　　　〒532-8588
　　　　大阪市淀川区宮原 3 - 4 - 30
　　　　ニッセイ新大阪ビル16F
　　　　https://www.medica.co.jp/

編集担当　猪俣久人
編集協力　有限会社エイド出版
装　　幀　株式会社ウイル・コーポレーション
本文イラスト　福井典子
印刷・製本　株式会社ウイル・コーポレーション

本書の複製権・翻訳権・翻案権・上映権・譲渡権・公衆送信権（送信可能化権を含む）は、（株）メディカ出版が
保有します。

ISBN978-4-8404-6581-6　　　　　　　　　　　　　Printed and bound in Japan

当社出版物に関する各種お問い合わせ先（受付時間：平日 9：00 〜 17：00）
●編集内容については、編集局 06-6398-5048
●ご注文・不良品（乱丁・落丁）については、お客様センター 0120-276-115